U0208784

基础医学研究

高 健 王岳磊 于 冉 著

汕头大学出版社

图书在版编目(CIP)数据

基础医学研究 / 高健，王岳磊，于冉著. -- 汕头 ：汕头大学出版社，2022.12

ISBN 978-7-5658-4891-9

Ⅰ．①基… Ⅱ．①高… ②王… ③于… Ⅲ．①基础医学 Ⅳ．①R3

中国版本图书馆CIP数据核字(2022)第257642号

基础医学研究
JICHU YIXUE YANJIU

作　　者：高　健　王岳磊　于　冉
责任编辑：陈　莹
责任技编：黄东生
封面设计：中图时代
出版发行：汕头大学出版社
　　　　　广东省汕头市大学路 243 号汕头大学校园内　邮政编码：515063
电　　话：0754-82904613
印　　刷：廊坊市海涛印刷有限公司
开　　本：710mm×1000mm　1/16
印　　张：8.25
字　　数：150 千字
版　　次：2022 年 12 月第 1 版
印　　次：2023 年 2 月第 1 次印刷
定　　价：128.00 元

ISBN 978-7-5658-4891-9

前　言

　　基础医学主要是以人体解剖学和病理学为主的学科。人体解剖学是一门研究正常人体形态和构造的科学，隶属于生物科学的形态学范畴。在医学领域，它是一门重要的基础课程，其任务是揭示人体各系统器官的形态和结构特征，各器官、结构间的毗邻和联属关系，为后续的医学基础和临床医学奠定基础。病理学是研究疾病发生、发展和转归规律，阐明疾病本质的一门基础医学科学，是基础医学与临床医学之间的桥梁。掌握病理学的理论知识是进行疾病诊断、治疗、预防的基础，能够根据人类各种疾病的病变特点，做出有效的病理学诊断，从而为临床防治疾病服务。

　　本书详细介绍了头部、颈部、胸部、腹部、细胞和组织的损伤与修复、局部血液循环障碍内容。本书立足医学实践，内容全面翔实，适合医务工作者阅读。

　　在本书编写过程中，我们参阅了许多专家、学者的论著及教材，在此一并致以诚挚的谢意。

作　者

2020 年 5 月

目　录

第一章 头 部

第一节 概 述

头部包括颅和面两部分。颅容纳脑及其被膜；面部有视器、位听器、口、鼻等器官。鼻腔与口腔分别是呼吸、消化道的起始部。视器、位听器及口、鼻黏膜中的味器和嗅器属特殊感觉器。

一、境界与分部

头部与颈部的界限为下颌骨下缘、下颌角、乳突尖端、上项线及枕外隆凸的连线。

头部又以眶上缘、颧弓上缘、外耳门上缘及乳突的连线为界，分为颅部和面部。

二、表面解剖

（一）体表及骨性标志

头部的体表及骨性标志在临床上均具有实用意义。

1. 眉弓

位于眶上缘上方、额结节下方的弓形隆起，其内侧的深面有额窦。

2. 眶上切迹

位于眶上缘的中、内 1/3 相交处，眶上血管和神经由此穿出。用力按压时，可引起明显压痛。

3. 眶下孔

位于眶下缘中点的下方约 0.5~0.8 cm 处，眶下血管及神经由此穿出，此处为眶下神经麻醉阻滞点。

4. 颏孔

位于下颌第二前磨牙根下方，下颌体上、下缘连线的中点，距正中线约 2.5 cm 处。此孔呈卵圆形，开口朝向后外上方，有颏血管和神经经过，可作为颏神经麻醉的穿刺点。

5. 翼点

位于颧弓中点上方约二横指处，为额骨、顶骨、颞骨、蝶骨 4 骨汇合点，多呈 "H" 形。翼点是颅骨的薄弱部分，内面有脑膜中动脉前支通过，此处受暴力打击时，易发生骨折，并常导致脑膜中动脉的撕裂出血，形成硬膜外血肿。

6. 颧弓

由颞骨的颧突和颧骨的颞突共同组成，位于眶下缘和枕外隆凸之间连线的同一水平面上，全长均可触及。颧弓上缘，相当于大脑半球颞叶前端的下缘。颧弓下缘与下颌切迹间的半月形中点，为咬肌神经封闭及上、下颌神经阻滞点。

7. 耳屏

为耳甲腔前方的扁平突起。于耳屏前方约 1~1.5 cm 处可触及颞浅动脉的搏动。在耳屏的前方可检查颞下颌关节的活动。

8. 髁突

位于颧弓下方，耳屏的前方。张、闭口运动时，在耳屏前方可触及髁突向前、后滑动，若髁突滑动受限，可出现张口困难。

9. 星点

为颞、枕、顶 3 骨外面相接处，位于乳突基底后方约 2 cm 处。

10. 下颌角

位于下颌底与下颌支后缘相交处。下颌角突出、骨质薄弱，为下颌骨骨折的好发部位。

11. 乳突

位于外耳下方、耳垂之后，其根部的前内方有茎乳孔，面神经由此孔出颅。在乳突后半部的深面有乙状窦沟，容纳乙状窦。乳突根治术时，应注意勿伤及面神经和乙状窦。

12. 前囟点

又名冠矢点，为冠状缝与矢状缝的相交点。新生儿颅顶各骨尚未发育完全，此处仍为纤维组织膜性连结，呈菱形，称为前囟，在 1~2 岁时闭合。临床上可借前囟的膨出或内陷来判断颅内压的高低。

13. 人字点

为矢状缝的后端与人字缝的相交点，位于枕外隆凸上方 6 cm 处。新生儿的后囟即位于此处。后囟呈三角形，出生后不久即闭合。患维生素 D 缺乏症和脑积水时，前、后囟闭合均较迟。

14. 枕外隆凸

是位于枕骨外面中央最突出的隆起，其深面为窦汇。枕外隆凸的下方有枕骨导血管，颅内压增高时此导血管常扩张，施行颅后窝开颅术若沿枕外隆凸做正中切口时，注意勿伤及导血管和窦汇以免引起出血。

15. 上顶线

为枕外隆凸向两侧延伸的骨嵴，其深面为横窦。

(二) 体表投影

为便于判断脑膜中动脉和大脑半球背外侧面主要沟回的体表投影，以下列 6 条标志线为依据。①下水平线：通过眶下缘与外耳门上缘的连线；②上水平线：通过眶上缘与下水平线平行的连线；③矢状线：自鼻根中点越颅顶正中线到枕外隆凸的连线；④前垂直线：通过颧弓中点的垂线；⑤中垂直线：经髁突中点的垂线；⑥后垂直线：经过乳突基部后缘的垂线。

1. 脑膜中动脉的投影

主干经过前垂直线与下水平线相交处，其前支通过前垂直线与上水平线相交处，后支则经过后垂直线与上水平线相交处。脑膜中动脉的分支，时有变异。探查前支的钻孔部位在距额骨颧突后缘和颧弓上缘各 4.5 cm 的两线相交处；探查后支则在外耳门上方 2.5 cm 处作环锯术。

2. 中央沟的投影

在前垂直线和上水平线交点与后垂直线和矢状线交点的连线上，相当于中垂直线与后垂直线间的一段。中央沟简易测定法，即从眉间到枕外隆凸连线中点后方 1 cm，向两侧前下方作一与矢状线约成 67°角的斜线，即中央沟的位置。

3. 中央前、后回的投影

分别位于中央沟体表投影线前、后各 1.5 cm 宽的范围内。

4. 运动性语言中枢的投影

通常位于左侧大脑半球额下回后部的运动性语言中枢,其投影区在前垂直线与上水平线相交处的上方。

5. 大脑外侧沟的投影

大脑外侧沟后支相当于中央沟投影线与上水平线之间夹角平分线。外侧沟后支的前端起自翼点,沿颞骨鳞部上缘的前部向后,再经顶骨深面转向后上,终于顶结节下方。

6. 大脑下缘的投影

从鼻根部中点上方 1.25 cm 处起向外,沿眶上缘向后,经颧弓上缘、外耳门上缘至枕外隆凸的连线。

第二节 颅 部

颅部由颅顶和颅底两部分组成。颅顶又分为额顶枕区和颞区,并包括其深面的颅顶诸骨。颅底有许多重要的孔道,是神经、血管出入颅的部位。

一、颅顶

(一) 额顶枕区

1. 境界

前为眶上缘,后为枕外隆凸和上项线,两侧借上颞线与颞区为界。

2. 层次

覆盖于此区的软组织由浅入深依次为：皮肤、浅筋膜（皮下组织）、帽状腱膜及枕额肌、腱膜下疏松组织和颅骨外膜。浅部三层紧密连接，难以分开，因此临床上常将此三层视为一层，称"头皮"。深部两层连接疏松，较易分离。

（1）皮肤：此区皮肤较身体他处皮肤厚而致密，其特点是：含有大量毛囊、汗腺和皮脂腺，为疖肿或皮脂腺囊肿的好发部位；具有丰富的血管及淋巴管，外伤时易出血，但创口愈合较快。

（2）浅筋膜：由致密的结缔组织垂直纤维束和脂肪组织构成，纤维束把脂肪组织分隔成无数小格，使皮肤和帽状腱膜紧密相连，小格内有血管神经穿行。感染时炎性渗出物不易蔓延扩散，红肿也多限于局部，炎症早期即可压迫神经末梢引起剧痛。此外，小格内的血管多被周围结缔组织固定，创伤时血管断端不易自行收缩闭合，故出血较多，需压迫或缝合才能止血。

浅筋膜内的血管和神经根据分布部位，可分为前、后及外侧组。

前组：又分内、外侧两组。内侧组距正中线约 2 cm 处，有滑车上动、静脉和滑车上神经。外侧组距正中线约 2.5 cm 处，有眶上动、静脉和眶上神经。两动脉均为眼动脉的终支；伴行静脉末端汇合成为内眦静脉；同名神经为三叉神经第一支眼神经的分支。

后组：有枕动、静脉和枕大神经等，分布于枕区。枕动脉为颈外动脉的分支；枕静脉汇入颈外静脉；枕大神经来自第 2 颈神经的后支，该神经封闭宜在枕外隆凸下方一横指，向两侧约 2 cm 处进针。

外侧组：包括耳前和耳后两组。耳前组有颞浅动、静脉及其伴行的耳颞神经；耳后组有耳后动、静脉及面神经的耳后支、耳大神经后支及枕小神经。

由于颅顶的神经分布互相重叠，故在局部麻醉时，仅阻滞一支神经常得不到满意效果，需扩大神经阻滞范围。

静脉主干与同名动脉伴行，颅顶的静脉在浅筋膜内吻合形成静脉网，额内、外侧静脉汇入内眦静脉再入面静脉，内眦静脉与颅内海绵窦相交通；颞浅静脉、上颌静脉汇入下颌后静脉，下颌后静脉经翼丛与颅内相交通；耳后静脉与枕静脉汇入颈外静脉。

（3）帽状腱膜及枕额肌：帽状腱膜是坚韧而厚的一层腱膜，前连枕额肌的额腹，后连枕腹，两侧逐渐变薄，续于颞浅筋膜。枕额肌由枕腹、额腹两部分组成，再由长得像安全帽的帽状腱膜连接起来。头皮裂伤伴有帽状腱膜横向断裂时，因枕额肌的收缩而致创口裂开。缝合头皮时，应将腱膜仔细缝合，以减少皮肤张力，有利于止血和创口的愈合。

（4）腱膜下疏松结缔组织：又称腱膜下间隙，是位于帽状腱膜与颅骨骨膜之间的一薄层疏松结缔组织。其范围较大，前至眶上缘，后达上项线。头皮借此层与颅骨外膜疏松连接，故移动性大，开颅时可经此间隙将皮瓣游离后翻起，当头皮撕脱伤时整个头皮可与深层分离。腱膜下间隙出血或化脓，可在此间隙内广泛蔓延至整个颅顶部。此间隙内的静脉，经导静脉与颅骨的板障静脉及颅内的硬脑膜静脉窦相通，若发生感染，可经上述途径继发颅骨骨髓炎或向颅内扩散，因此，腱膜下间隙在外科临床被认为是颅顶部的"危险区"。

（5）颅骨外膜：由薄而致密结缔组织构成，借少量结缔组织与颅骨表面相连，手术时较易剥离。严重的头皮撕脱伤，可将头皮连同部分骨膜一并撕脱。骨膜与颅缝紧密相连，故骨膜下血肿，常局限于一块颅骨的范围内，而不会向四周蔓延。颅骨外膜对颅骨的滋养作用较小，手术剥离后不会导致颅骨坏死。

（二）颞区

1. 境界

位于颅顶的两侧，介于上颞线与颧弓上缘之间。

2. 层次

颞区的软组织层次与颅顶部略有不同，由浅入深依次为：皮肤、浅筋膜、颞浅筋膜、颞深筋膜、颞肌和骨膜。

（1）皮肤：比额顶枕区稍薄，移动性较大，有利于手术切口缝合，愈合后瘢痕也较小。

（2）浅筋膜：前部较薄，后部较厚，此层脂肪较少，上方与颅顶浅筋膜相连，下方续于面部的浅筋膜，筋膜内有颞浅动脉、颞浅静脉、耳颞神经及面神经颞支。

（3）颞浅筋膜：是帽状腱膜向颞区延续形成，很薄，向下至面部逐渐消失。

（4）颞深筋膜：覆盖于颞肌表面，向上附着于颞上线，向下在接近颧弓处分为浅、深两层，浅层附着于颧弓的外面，深层附着于颧弓的内面。两层之间的间隙称颞筋膜间隙，内有脂肪组织和颞中动、静脉。

（5）颞肌：位于颞筋膜深层深面，呈扇形，起自颞窝的颅骨外膜和颞筋膜深层深面，前中部肌纤维向下，后部肌纤维向前，向下逐渐集中经颧弓的深面，止于下颌骨冠突和下颌支的前缘，附着牢固，手术时不易剥离。颞肌与颞筋膜深层下部之间有脂肪组织充填称颞浅间隙。颞肌强厚，与颞筋膜深层一起对颅骨有很好的保护作用，颞区开颅时即使切除其深面的颞骨鳞部，仍能对其深面的脑膜和脑组织起到保护作用，故颞区为开颅术常用的手术入路。

(6)骨膜：很薄，紧贴于颞骨表面，因而此区很少发生骨膜下血肿。骨膜与颞肌之间，含大量脂肪组织及颞深血管和神经，称颞深间隙，经颧弓深面与颞下间隙相通，再向前则与面的颊脂体相连。因此，颞深间隙中有出血或炎症时，可向下蔓延至面部，形成面深部的血肿或脓肿，而面部炎症，如牙源性感染也可蔓延到颞深间隙。

3. 外耳

外耳包括耳郭、外耳道和鼓膜。

(1)耳郭：位于头部两侧，由弹性软骨和结缔组织构成支架，表面被以皮肤，缺乏皮下组织，但血管神经丰富。下端的小部分仅含结缔组织和脂肪，称耳垂。耳郭的神经来自脊神经颈丛的耳大神经和枕小神经以及舌咽神经和迷走神经的分支等。耳郭的外部形态是耳针取穴的标志。

(2)外耳道：为外耳门至鼓膜间的弯曲管道，成人长约2.5 cm。其外侧1/3为软骨部，内侧2/3为骨部，两部交界处较狭窄。外耳道是一弯曲的管道，从外向内，先走向前上，再向后，最后向前下方。由于软骨部可被牵动，故将耳郭向后上方牵拉，可使外耳道变直，可观察到鼓膜。婴儿因发育未完全，外耳道短而狭窄，鼓膜近水平位，检查时须拉耳郭向后下方。外耳道表面皮肤较薄，含有丰富的感觉神经末梢、毛囊、皮脂腺和耵聍腺，其与软骨膜和骨膜结合紧密，故炎症肿胀时疼痛剧烈。耵聍腺分泌耵聍，如凝结成块阻塞外耳道，则影响听力。

(3)鼓膜：位于外耳道与鼓室之间，呈椭圆形半透明薄膜，周边附于颞骨上；其外侧面向前下外倾斜，故外耳道前壁和下壁较长。鼓膜中心向内凹陷，为锤骨柄末端附着处，称鼓膜脐。鼓膜上1/4为松弛部，下3/4为紧张部，在活体鼓膜的前下方有一个三角形的反光区，称光锥。中耳某些疾患可引起光锥的改变。

二、颅底内面

颅底内面由额骨眶部、筛骨筛板、蝶骨体、蝶骨大翼及小翼、颞鳞内面、颞骨岩部、乳突部内面、枕鳞内面、基底部和侧部连接构成。其特点是骨质厚薄不一，孔裂多，颅底各骨与脑膜附着紧密，当颅底骨折时，易损伤脑膜导致脑脊液外漏。颅底内面有三个凹陷，由前向后依次为颅前窝、颅中窝及颅后窝。

（一）颅前窝

颅前窝由额骨眶部、筛骨筛板和蝶骨小翼组成，容纳大脑半球额叶。前部正中凹陷为筛骨筛板，构成鼻腔顶，筛板上有筛孔，通鼻腔。筛板上方容纳嗅球，筛板中央向上的突起称鸡冠。前外侧部形成眶的顶部，内有额窦。颅前窝骨质较薄，易发生颅底骨折。

（二）颅中窝

颅中窝由蝶骨体、蝶骨大翼和颞骨岩部等构成。中央部分是蝶鞍区，该区主要结构有垂体、垂体窝和两侧的海绵窦，两外侧窝内容纳大脑颞叶。其前部以蝶骨小翼后缘与颅前窝分界，后部以颞骨岩部上缘与颅后窝分界。

1. 垂体与垂体窝

垂体位于蝶鞍中央的垂体窝内，借漏斗与下丘脑相连。按发生来源可将垂体分为腺垂体和神经垂体两部分。按组织结构和功能特点腺垂体又可分为远侧部、中间部和结节部，神经垂体可分为神经部和漏斗。远侧部和结节部合称前叶，中间部和神经部合称后叶。垂体的血液供应来源于颈内动脉和大脑前动脉等发出的分支。垂体的静脉汇入海绵窦。

垂体肿瘤可突入第三脑室，引起脑脊液循环障碍，导致颅内压增高。据资料统计，垂体的前后径约 0.8 cm，垂直径约 0.6 cm；蝶鞍的前后径平均 1.19 cm，横径平均 1.4 cm，深度平均 0.7 cm。垂体肿瘤患者的 X 线片上，可见蝶鞍变形扩大，对诊断垂体病变有重要意义。

垂体窝的顶部为硬脑膜形成的鞍膈，鞍膈的前上方有视交叉和经视神经管穿入的视神经。当腺垂体发生肿瘤时，可将鞍膈前部推向上方压迫视交叉，出现双眼视野缺损。垂体窝的底部，仅隔一薄层骨壁与蝶窦相邻，当垂体病变时，可使垂体窝的深度增加，甚至侵及蝶窦。垂体窝的前方为鞍结节，后方为鞍背，当垂体肿瘤时，骨质可因受压而变薄，或出现骨质破坏现象。垂体窝的两侧为海绵窦，垂体肿瘤向两侧扩展时，可压迫海绵窦，发生海绵窦瘀血及脑神经受损的症状。在行垂体肿瘤切除手术时，应避免损伤视神经及视交叉、海绵窦和颈内动脉等。

2. 海绵窦

海绵窦是位于蝶鞍两侧的硬脑膜静脉窦，由硬脑膜两层间的腔隙构成。窦内有许多结缔组织小梁，将窦腔分隔成许多小的腔隙，窦中血流缓慢，当海绵窦感染时易形成栓塞。两侧海绵窦经鞍膈前、后的海绵间窦相交通，一旦发生感染可蔓延至对侧。

海绵窦前达眶上裂内侧部，后至颞骨岩部的尖端。窦内有颈内动脉和展神经通过。海绵窦外侧壁内，由上至下有动眼神经、滑车神经、眼神经与上颌神经经过，如海绵窦发生病变，可出现上述神经的麻痹与神经痛、眼结膜充血以及水肿等症状，即海绵窦综合征。海绵窦内的颈内动脉和展神经借结缔组织小梁固定于窦壁，颅底骨折除可伤及海绵窦外，亦可伤及颈内动脉和展神经。海绵窦前端与眼静脉、翼丛与面静脉和鼻腔的静脉有交通支，面部的感染可通过交通静脉扩散引起海绵窦感染或血栓形成。海绵窦后端在颞骨岩部尖处，与岩上窦和岩下窦相连，岩上窦汇入横窦或乙状窦，岩下窦经颈静脉孔汇入颈内静脉。海绵窦后端与位于岩部尖端处的三叉神经节贴近，在三叉神经节手术时，应避免伤及海绵窦。海绵窦向后还与枕骨斜坡上的基底静脉丛相连通，基底静脉丛向下与椎内静脉丛相连，椎内静脉丛又与体壁的静脉相沟通，当腹膜后隙感染时，可经基底静脉丛扩散蔓延至颅内，引起颅内感染。

海绵窦内侧壁上部与垂体相邻，当垂体肿瘤时可压迫窦内的动眼神经和展神经，引起眼球运动障碍、眼睑下垂、瞳孔开大及眼球突出。海绵窦内侧壁下部借薄的骨壁与蝶窦相邻，当蝶窦炎时可引起海绵窦血栓形成。

3. 颅中窝外侧部

颅中窝外侧部容纳大脑半球的颞叶。颅中窝前壁有通向眼眶的眶上裂，有动眼神经、滑车神经、展神经、眼神经及眼上静脉通过。眶上裂发生骨折时可损伤这些神经，引起眼球固定、瞳孔散大、眼睑下垂、额部皮肤及角膜反射消失，即眶上裂综合征。颅中窝外侧部的孔裂由前内至后外有圆孔、卵圆孔和棘孔，分别有上颌神经、下颌神经及脑膜中动脉穿过。鼓室盖位于颞骨岩部的前面，弓状隆起的外侧，由薄层骨质构成，是分隔鼓室与颞叶及脑膜的屏障。在颞骨岩部尖端处有三叉神经压迹，三叉神经节位于此处硬脑膜形成的间隙内。

（三）颅后窝

颅后窝由枕骨内面和颞骨岩部后面构成，位置最低、较深且面积最大，窝内容纳小脑、脑桥和延髓。颅后窝底的中央为枕骨大孔，是颅腔与椎管连接处，延髓经此孔与脊髓相接，并有左、右椎动脉和副神经的脊髓根穿过。

枕骨大孔前方为斜坡，斜坡上面有脑桥和延髓，其下面为咽腔顶壁。在枕骨大孔前外侧缘有舌下神经通过的舌下神经管。

颞骨岩部后面中份有内耳门，向外通内耳道，有面神经、前庭蜗神经和迷路动、静脉穿过。枕骨外侧部与颞骨岩部间有颈静脉孔，内有舌咽、迷走、副神经和颈内静脉通过。

枕内隆凸处有窦汇，窦汇向两侧延续为横窦，在横窦沟内行向颞骨岩部上缘的后端，在此处延续为乙状窦。乙状窦沿颞骨岩部后面向内下行达颈静脉孔，续于颈内静脉。

枕骨大孔的后上方邻近小脑半球下面内侧部的小脑扁桃体，颅内压增高时，小脑扁桃体因受挤压嵌入枕骨大孔时，则形成枕骨大孔疝，可压迫延髓的呼吸和心血管运动中枢，危及患者的生命。

三、颅腔

（一）脑的被膜、血管和脑脊液

1. 脑的被膜

从外向内依次为硬脑膜、脑蛛网膜和软脑膜，这些被膜对脑具有保护和支持作用，并给脑供以营养。

（1）硬脑膜：硬脑膜坚韧有光泽，与硬脊膜不同的是硬脑膜有两层，外层即颅骨内面的骨膜，内层较外层坚厚。在颅盖，硬脑膜和颅骨结合疏松，外伤时，硬脑膜和颅骨之间常形成硬膜外血肿。硬脑膜与颅底结合紧密，颅底骨折常常因为硬脑膜和脑蛛网膜同时撕裂，发生脑脊液外漏。硬脑膜在一定部位折叠形成隔幕并突入脑的裂隙中，对脑具有保护作用，有大脑镰、小脑幕、小脑镰和鞍膈。

大脑镰呈半月状，形似镰刀，深入两侧大脑半球之间，其前端附于鸡冠，后部连于小脑幕上面的正中线上，下缘游离于胼胝体上方。

小脑幕深入大、小脑之间，其圆凸的后外侧缘附于枕骨的横窦沟和岩部的上缘，前内侧缘游离并向前延伸附着于前床突，称小脑幕切迹。小脑幕切迹与鞍背连接形成一卵圆形的孔，恰围绕于中脑周围。小脑幕将颅腔分为小脑幕上区和小脑幕下区。小脑幕切迹上方与颞叶的海马旁回和钩紧邻。当颅内压显著增高时，海马旁回和钩被推移至小脑幕切迹的下方形成小脑幕切迹疝（海马回疝），使中脑受压，导致动眼神经的牵张或挤压，出现同侧瞳孔扩大，对光反射消失，对侧肢体轻瘫等症状及体征。

小脑镰深入小脑半球之间，其上缘邻小脑蚓下面。

鞍膈位于蝶鞍上方，张于鞍背上缘和鞍结节之间，形成垂体窝的顶，膈中央有一小孔，容漏斗通过，膈下为垂体。

硬脑膜在某些部位，内外两层分开形成腔隙称硬脑膜窦，窦内面衬以一层内皮细胞，腔内含静脉血，为颅内静脉血的回流管道。主要硬脑膜窦有：上矢状窦位于大脑镰的上缘，向后接窦汇；下矢状窦位于大脑镰的下缘，向后开口于直窦；直窦在大脑镰和小脑幕相接处，向后通窦汇；窦汇由上矢状窦与直窦在枕内隆凸处汇合扩大而成，向两侧移行为左、右横窦；横窦位于小脑幕后外缘附着处的枕骨横窦沟内，连于窦汇与乙状窦之间；乙状窦位于乙状窦沟内，为横窦的延续，向前经颈静脉孔续为颈内静脉；海绵窦位于蝶鞍两侧，形似海绵，窦内有颈内动脉和展神经通过，窦的外侧壁上有动眼神经、滑车神经、三叉神经的眼神经和上颌神经经过。岩上窦和岩下窦分别位于颞骨岩部的上缘和后缘，将海绵窦的血液分别引向横窦和颈内静脉。

（2）脑蛛网膜：脑蛛网膜薄而透明，无血管和神经，与硬脑膜间为硬膜下隙；与软脑膜之间为蛛网膜下隙（腔），内含脑脊液并与脊髓蛛网膜下隙相通。脑蛛网膜在上矢状窦两侧形成的蛛网膜颗粒突入上矢状窦内，脑脊液通过这些颗粒渗入硬脑膜窦内，回流入静脉。

（3）软脑膜：软脑膜薄而富有血管，紧贴脑的表面并深入其沟、裂和脑室中。软脑膜和其表面的血管丛和脑室内的室管膜上皮共同突入脑室中，形成脉络丛。

2. 脑的血管

（1）脑的动脉：来自颈内动脉和椎动脉。颈内动脉的主要分支有后交通动脉、脉络丛前动脉、大脑前动脉、大脑中动脉。椎动脉入颅后的主要分支有脊髓前、后动脉，小脑下后动脉。左、右椎动脉在脑桥下缘合成一条基底动脉，由基底动脉发出脑桥动脉、小脑下前动脉、小脑上动脉和大脑后动脉等分支。大脑中动脉主要营养半球上外侧面顶枕沟以前的部分，大脑前动脉主要营养半球内侧面顶枕沟以前的部分，颞叶底面和顶枕沟以后的枕叶由大脑后动脉营养。大脑前、中、后动脉起始部发出穿入脑实质的中央支供应内囊、尾状核、豆状核及间脑等结构。

大脑动脉环又称 Willis 环，位于脑底面，围绕在视交叉、灰结节和乳头体周围。由前交通动脉，两侧大脑前、后动脉的起始段，两侧颈内动脉的末端和后交通动脉组成。此环使两侧颈内动脉系与椎动脉系互相交通，充分保证脑的血液供应。

（2）脑的静脉：脑的静脉可分浅、深两组，互相吻合。浅静脉包括大脑上静脉、大脑中浅静脉和大脑下静脉，位于大脑表面回流皮质和皮质下髓质的静脉血，直接注入邻近的静脉窦。深静脉收集大脑深部髓质、基底核、间脑、脑室脉络丛的静脉血，最后经大脑大静脉注入直窦。

3. 脑脊液及其循环

脑脊液由各脑室的脉络丛产生，为无色透明液体，充满于脑室及蛛网膜下隙中，内含葡萄糖、少量蛋白质和细胞，对中枢神经系统有缓冲、保护、营养、运输代谢产物以及维持正常颅内压的作用，在成人总量约 150mL，它处于不断地产生、循环和回流的平衡状态。其流向为：侧脑室的脑脊液经室间孔流入第三脑室，向下经中脑水管入第四脑室，从第四脑室外侧孔和正中孔流入蛛网膜下隙，最后从上矢状窦两侧的蛛网膜颗粒流入硬脑膜窦，最后汇入颈内静脉。

（二）脑

脑位于颅腔内，由胚胎早期神经管的前部发育而成，包括端脑、间脑、中脑、脑桥、延髓和小脑六部分。其中中脑、脑桥和延髓又合称脑干。胚胎早期，神经管头端首先发育成前脑、中脑和菱脑三个脑泡，随后，进一步发育，前脑泡分化成端脑和间脑，菱脑泡发育成后脑和末脑），后脑分化为脑桥和小脑，末脑则形成延髓。而原始神经管的内腔则发育成各脑部内的脑室系统。

1. 脑干

脑干位于颅后窝前部，斜坡后方，上接间脑，下端于枕骨大孔高度接续延髓，由上至下依次为中脑、脑桥和延髓。在脑桥、延髓的背面与小脑之间的空腔为第四脑室。

2. 小脑

小脑位于颅后窝，在延髓、脑桥的后方，借小脑下脚、小脑中脚和小脑上脚连于脑干。

3. 间脑

间脑位于端脑和中脑之间，大部分被大脑半球掩盖。以背侧丘脑为中心，可分为背侧丘脑、上丘脑、下丘脑、后丘脑和底丘脑5部分，间脑的内腔为第三脑室。

4. 端脑

端脑又称大脑，被大脑纵裂分为两个大脑半球，连接左、右半球的巨大纤维束叫胼胝体。端脑和小脑之间有大脑横裂。大脑半球表面的灰质叫皮质，深面的白质叫髓质，髓质内还有4对神经核团，称基底核，左右大脑半球内各有一腔隙，称侧脑室。

第二章 颈 部

第一节 概 述

颈部介于头部与胸部和上肢之间。脊柱颈段为其骨性支架，上方承接颅，下方与脊柱胸段相续；前有咽、喉、气管等消化和呼吸道上段以及甲状腺；两侧有纵向走行的大血管和神经；后方为脊柱颈段及其周围肌。颈根部有斜行于颈部和上肢之间的血管神经束，以及由胸腔突入颈根部的胸膜顶和肺尖。颈肌分为颈浅、颈深肌群和舌骨上、舌骨下肌群，能使头部和颈部灵活运动，并参与呼吸、吞咽和发音等功能活动。

一、境界与分区

（一）境界

颈部上界为下颌骨下缘、下颌角、乳突尖、上项线和枕外隆凸的连线；下界依次为胸骨颈静脉切迹、胸锁关节、锁骨上缘、肩峰和第 7 颈椎棘突的连线。

（二）分区

颈部可分为固有颈部和项部两部分。前者位于两侧斜方肌前缘之间和脊柱颈部的前方，为通常所指的颈部；后者即指斜方肌前缘与脊柱颈部后方之间的区域。固有颈部又以胸锁乳突肌为标志，分为颈前区、胸锁乳突肌区和颈外侧区。颈前区的内侧界为颈前正中线，上界为下颌骨下缘，外侧界为胸锁乳突肌前缘。颈前区再以舌骨为界分为舌骨上区和舌骨下区；舌骨上区包括颏下三角和下颌下三角；舌骨下区含颈动脉三角和肌三角。胸锁乳突肌区即为该肌所覆盖的区域。颈外侧区位于胸锁乳突肌后缘、斜方肌前缘和锁骨中 1/3 上缘之间，肩胛舌骨肌将其分为枕三角和锁骨上大窝。

二、表面解剖

(一) 体表标志

颈部是位于头部与胸部和上肢之间的交通要道，器官组织众多，各结构毗邻关系复杂，掌握颈部体表标志对临床上正确定位颈部器官位置有重要意义。

1. 舌骨

舌骨位于颏隆突平面的后方，平对第 3、4 颈椎间盘平面。沿舌骨体两侧可扪及舌骨大角，是寻找舌动脉的体表标志。

2. 甲状软骨

甲状软骨位于舌骨下方，其上缘约平对第 4 颈椎上缘，颈总动脉在此平面分为颈内、外动脉。成年男子甲状软骨左、右板融合处的上端前突，形成喉结。

3. 环状软骨

环状软骨位于甲状软骨下方，环状软骨弓两侧平对第 6 颈椎横突，是喉与气管，咽与食管的分界标志，也可作为计数气管环的标志。

4. 颈动脉结节

颈动脉结节为第 6 颈椎横突前结节，颈总动脉恰于其前方上行，沿环状软骨弓向后按压，可暂时阻断颈总动脉血流。

5. 胸锁乳突肌

胸锁乳突肌的胸骨头、锁骨头与锁骨上缘之间为锁骨上小窝；胸锁乳突肌后缘中点有颈丛皮支浅出，为颈丛皮支的麻醉阻滞点。

6. 胸骨上窝

胸骨上窝为胸骨柄颈静脉切迹上方的凹陷处，于此处可触及气管颈段。

7. 锁骨上大窝

锁骨上大窝位于锁骨中 1/3 上方，又称锁骨上三角；在窝底可触及锁骨下动脉、臂丛和第 1 肋。

(二) 体表投影

1. 颈总动脉及颈外动脉

从乳突尖与下颌角连线的中点，右侧连线至右胸锁关节，左侧连线至锁骨上小窝，该连线以甲状软骨上缘为界，上段为颈外动脉的体表投影，下段即颈总动脉的体表投影。

2. 锁骨下动脉

右侧自胸锁关节、左侧自锁骨上小窝至锁骨上缘中点的弧形连线，即为锁骨下动脉的体表投影（弧形连线的最高点距锁骨上缘约 1 cm）。

3. 颈外静脉

颈外静脉为下颌角至锁骨中点的连线。颈外静脉是小儿静脉穿刺的常用部位之一。

4. 副神经

自乳突尖与下颌角连线的中点，经胸锁乳突肌后缘中、上 1/3 交点，至斜方肌前缘中、下 1/3 交点的连线。

5. 臂丛

自胸锁乳突肌后缘中、下 1/3 交点至锁骨中、外 1/3 交点稍内侧的连线。臂丛在锁骨中点后方比较集中，位置较浅，易于触及，因此，此处常作为臂丛阻滞麻醉的部位。

6. 神经点

胸锁乳突肌后缘中点为颈丛皮支集中浅出颈筋膜处，是颈丛皮神经阻滞麻醉的部位。

7. 胸膜顶及肺尖

自胸腔突出胸廓上口至颈根部，最高点距锁骨内侧 1/3 段上方约 2~3 cm。

第二节　颈部浅层结构

一、皮肤与浅筋膜

颈前外侧部皮肤较薄，移动性大。皮纹呈横向分布，因此，颈部手术时常采用横切口，以利愈合和术后美观。

颈浅筋膜为富含脂肪的疏松结缔组织，内含一薄层皮肌，为颈阔肌，该肌深面有颈前静脉、颈外静脉、颈前和颈外侧浅淋巴结、颈丛的皮支以及面神经的颈支等。

二、浅血管与浅神经

（一）浅血管

1. 颈前静脉

起自颏下部，沿颈前正中线两侧下行，至胸骨柄上方入胸骨上间隙，然后急转向外，经胸锁乳突肌深面汇入颈外静脉末端或锁骨下静脉，汇入头臂静脉者少见。左、右颈前静脉在胸骨上间隙内有一吻合支，称颈静脉弓。若颈前静脉仅为一支，沿颈前中线下行，则称颈前正中静脉。

2. 颈外静脉

由下颌后静脉后支与耳后静脉、枕静脉等汇合而成，沿胸锁乳突肌表面斜行向下外，于锁骨中点上方约 2.5 cm 处穿颈深筋膜，多数汇入锁骨下静脉或静脉角，少数汇入颈内静脉。

（二）浅神经

1. 颈丛皮支

颈丛皮支由胸锁乳突肌后缘中点浅出，于颈阔肌深面分为如下分支。

（1）枕小神经：勾绕副神经，沿胸锁乳突肌后缘上升，分布于上项线以下枕部及耳郭背面上部的皮肤。

（2）耳大神经：为颈丛皮支中最大的分支，沿胸锁乳突肌表面上行，分布于耳郭及腮腺区的皮肤。

（3）颈横神经：横过胸锁乳突肌中份，穿颈阔肌分布于颈 BU 区皮肤。

（4）锁骨上神经：分为 3 支，行向外下方。在锁骨上缘处浅出深筋膜，分布于颈前外侧部、胸前壁上部和肩部等处皮肤。

2. 面神经颈支

自腮腺下缘浅出后行向前下，走行于颈阔肌深面，并支配该肌。

第三节　颈部的筋膜与筋膜间隙

一、颈部筋膜

颈筋膜位于浅筋膜和颈阔肌深面，包绕颈、项部诸肌和器官。颈筋膜可分为浅、中、深三层，各层之间的疏松结缔组织构成筋膜间隙。

1. 浅层

上附于头颈交界线，下附于颈、胸和上肢交界线，向前于颈前正中线处左、右相延续，两侧包绕斜方肌和胸锁乳突肌，并形成两肌的鞘，后附于项韧带和第 I 颈椎棘突，形成一个完整的封套结构，故又称封套筋膜。此筋膜于下颌下三角和腮腺区分两层，分别包裹下颌下腺和腮腺，形成此两腺的鞘筋膜；于胸骨柄上方也分两层，分别附着于颈静脉切迹的前、后缘，形成胸骨上间隙。

2. 中层

中层又称气管前筋膜或内脏筋膜。此筋膜位于舌骨下肌群深面，上附于舌骨，经甲状腺及其血管、气管颈部及颈动脉鞘的前方向下，续于纤维心包，两侧于胸锁乳突肌深面与颈筋膜浅层相连。该筋膜分两层包裹甲状腺，形成甲状腺鞘，即甲状腺假被膜。在甲状腺与气管、食管上端邻接处，腺鞘后层增厚形成甲状腺悬韧带。此筋膜前下部覆盖于气管者称为气管前筋膜；后上部覆盖颊肌、咽缩肌者称为颊咽筋膜。颈动脉鞘为颈筋膜中层于颈部大血管和迷走神经周围形成的筋膜鞘，上达颅底，下至纵隔。鞘内有颈总动脉、颈内动脉、颈内静脉、颈外侧深淋巴结和迷走神经等。

3. 深层

深层即椎前层，或称椎前筋膜。位于颈深肌群浅面，上附着于颅底，下续于前纵韧带及胸内筋膜。两侧覆盖臂丛、颈交感干、膈神经、锁骨下动脉及锁骨下静脉等结构。此筋膜向外下方，从斜角肌间隙开始，包裹腋血管及臂丛并向腋腔走行，形成腋鞘。

二、筋膜间隙

颈部各结构之间，有疏松结缔组织填充，形成诸多筋膜间隙。

（一）胸骨上间隙

颈深筋膜浅层在距胸骨柄上缘约 3～4 cm 处，分为深浅两层，向下分别附于胸骨柄前、后缘，两层之间为胸骨上间隙。内有颈静脉弓、颈前静脉下段、胸锁乳突肌胸骨头、颈前浅淋巴结及脂肪组织等。

（二）气管前间隙

气管前间隙位于气管前筋膜与气管颈部之间。内有甲状腺最下动脉、甲状腺下静脉、甲状腺奇静脉丛、头臂干、左头臂静脉及气管前淋巴结，小儿有胸腺上部。此间隙内的感染、出血或气肿可向下蔓延至上纵隔。

（三）咽后间隙

咽后间隙位于椎前筋膜与颊咽筋膜之间。延伸至咽侧壁的外侧部分，称为咽旁间隙。

（四）椎前间隙

椎前间隙位于脊柱颈部、颈深肌群与椎前筋膜之间。

第四节　颈前区

颈前区以舌骨为界分为舌骨上区和舌骨下区。

一、舌骨上区

舌骨上区包括颏下三角和两侧的下颌下三角。

（一）颏下三角

颏下三角位于左、右二腹肌前腹与舌骨体之间。浅层结构分别为皮肤、浅筋膜及颈深筋膜浅层；深层结构为两侧的下颌舌骨肌及其筋膜，又称口膈。口膈的深面为舌下间隙。颏下三角内有1~3个颏下淋巴结。

（二）下颌下三角

1. 境界

下颌下三角又名二腹肌三角，位于下颌骨下缘与二腹肌前、后腹之间。其浅层结构分别为皮肤、浅筋膜、颈阔肌和颈深筋膜浅层；深层结构有下颌舌骨肌、舌骨舌肌及咽中缩肌。

2. 内容

主要有下颌下腺、血管、神经和淋巴结等。

（1）下颌下腺：包裹在由颈深筋膜浅层所形成的筋膜鞘内，形状不规则，分浅、深两部。浅部较大，位于下颌舌骨肌浅面，绕该肌的后缘向前延至其深面，为该腺的深部。下颌下腺管由深部的前端发出，在下颌舌骨肌的深面前行，开口于舌下阜。

（2）血管、神经和淋巴结：面动脉约平舌骨大角平面高度起自颈外动脉，经二腹肌后腹的深面进入下颌下三角，沿下颌下腺深面前行，至咬肌前缘处绕过下颌骨体下缘至面部。舌下神经位于下颌下腺的内下方，行于舌骨舌肌表面，它与二腹肌中间腱之间有舌动脉及其伴行静脉。舌动脉前行至舌骨舌肌后缘深面入舌。舌神经从下颌下三角后部达下颌下腺的内上方，经下颌骨内面与舌骨舌肌之间前行入舌。下颌下神经节位于下颌下腺深部上方和舌神经下方，上方连于舌神经，向下发出分支至下颌下腺及舌下腺。下颌下淋巴结约4~6个，分布于下颌下腺周围。

二、舌骨下区

舌骨下区为两侧胸锁乳突肌前缘之间，舌骨以下的区域，包括左、右颈动脉三角和肌三角。

（一）颈动脉三角

1. 境界

颈动脉三角为胸锁乳突肌上份前缘、肩胛舌骨肌上腹和二腹肌后腹之间的三角形区域，其浅面依次有皮肤、浅筋膜、颈阔肌及颈深筋膜浅层，深面为椎前筋膜，内侧是咽侧壁及其筋膜。

2. 内容

有颈总动脉及其分支、颈内静脉及其属支、舌下神经及其降支、迷走神经及其分支、副神经和颈深淋巴结等。

（1）颈总动脉：位于颈内静脉内侧，约平甲状软骨上缘处分为颈内动脉和颈外动脉。颈总动脉末端与颈内动脉起始处略膨大，称颈动脉窦，窦壁内有压力感受器。在颈总动脉分叉处的后方借结缔组织连有一米粒大小的扁椭圆形小体，称颈动脉小球，为化学感受器。二者均受舌咽神经支配，可反射性地调节机体的血压和呼吸运动。

（2）颈外动脉：平甲状软骨上缘起自颈总动脉，于颈内动脉前内侧上行，自下而上依次发出甲状腺上动脉、舌动脉和面动脉及枕动脉等。

（3）颈内动脉：自颈总动脉发出后，从颈外动脉的后外方逐渐绕行至其后方。该动脉在颈部无分支。

（4）颈内静脉：位于颈总动脉外侧，大部分被胸锁乳突肌所掩盖，其颈部的属支有面静脉、舌静脉、甲状腺上静脉及甲状腺中静脉等。

（5）舌下神经：从二腹肌后腹深面进入三角，呈弓形向前越过颈内、外动脉浅面，再经二腹肌后腹深面进入下颌下三角。舌下神经弓形部向下发出降支，即为颈袢上根，沿颈总动脉表面下行，参与组成颈袢。

（6）副神经：经二腹肌后腹深面入颈动脉三角的后上部，越过颈内静脉行向后外侧，至胸锁乳突肌上份穿入该肌，并发出肌支支配该肌，本干向后至枕三角。

（7）迷走神经：在颈动脉鞘内，迷走神经沿颈内动脉、颈总动脉与颈内静脉之间的后方下降。颈动脉三角内该神经的分支有喉上神经和心支。喉上神经于颈内、外动脉与咽中缩肌之间分内、外两支，内支穿甲状舌骨膜入喉，传导声门裂以上喉黏膜的感觉；外支沿咽中缩肌表面伴甲状腺上动脉下行，支配环甲肌。心支沿颈总动脉表面下降入纵隔，参与心丛的组成。

（8）二腹肌后腹：是颈动脉三角与下颌下三角的分界标志，也是颌面部和颈部手术的重要标志。其浅面有耳大神经、下颌后静脉及面神经颈支；深面有颈内动脉、颈内静脉、颈外动脉、迷走神经、副神经、舌下神经及颈交感干等。其上缘有耳后动脉、面神经和舌咽神经等；下缘有枕动脉和舌下神经。

（二）肌三角

1. 境界

肌三角位于颈前正中线、胸锁乳突肌前缘和肩胛舌骨肌上腹之间。浅层结构包括皮肤、浅筋膜、颈阔肌、颈前静脉与皮神经和颈深筋膜浅层，其深面为椎前筋膜。

2. 内容

肌三角内有舌骨下肌群、甲状腺、甲状旁腺、气管颈部、食管颈部等器官。

（1）甲状腺：呈"H"形，分为左、右两侧叶及连接两侧叶的甲状腺峡部。国人甲状腺峡部缺如者约占7%；有锥状叶者约占70%，长短不一，多连于左侧叶。

①甲状腺被膜：甲状腺自身有纤维结缔组织形成的外膜包裹，即甲状腺真被膜，又称纤维囊。纤维囊的外面再裹以气管前筋膜，形成甲状腺鞘，又名甲状腺假被膜。甲状腺真、假被膜之间形成的间隙为囊鞘间隙，内有疏松

结缔组织、血管、神经及甲状旁腺，是手术分离甲状腺的理想部位。在甲状腺两侧叶的内侧和峡部的后面，假被膜增厚，且连于甲状软骨、环状软骨以及气管软骨环，形成甲状腺悬韧带。该韧带将甲状腺系于喉及气管壁上。因此，吞咽时甲状腺可随喉上、下移动。

②甲状腺的位置与毗邻：甲状腺的两侧叶位于喉的下部和气管颈部的前外侧，上极平甲状软骨中部，下极至第6气管软骨环。甲状腺峡位于第2~4气管软骨环的前方。甲状腺的前面，由浅入深依次为皮肤、浅筋膜、颈深筋膜浅层、舌骨下肌群及气管前筋膜。左、右两侧叶的后内侧邻接喉与气管、咽与食管以及喉返神经；左、右两侧叶的后外侧与颈动脉鞘及颈交感干毗邻。因此，甲状腺肿大时，向后内可压迫喉与气管，从而出现呼吸、吞咽困难及声音嘶哑等症状；向后外可压迫颈交感干，从而出现瞳孔缩小、眼裂变窄、上睑下垂及眼球内陷等症状，即霍纳（Horner）综合征。

③甲状腺的动脉和喉的神经。

甲状腺上动脉与喉上神经：a. 甲状腺上动脉起自颈外动脉起始部前壁，伴喉上神经外支行向前下方，至甲状腺侧叶上极附近分为前、后两支。前支沿甲状腺侧叶前缘下行，分布于侧叶前面，并有分支于甲状腺峡上缘与对侧前支的分支吻合；后支沿侧叶后缘下行，与甲状腺下动脉的升支吻合。甲状腺上动脉沿途还有胸锁乳突肌支、喉上动脉和环甲肌支等分支，其中喉上动脉伴喉上神经内支穿甲状舌骨膜入喉。b. 喉上神经为迷走神经于颈部的分支，沿咽侧壁下行，于舌骨大角处分为内、外两支。内支伴喉上动脉穿甲状舌骨膜入喉，分布于声门裂以上的喉黏膜；外支伴甲状腺上动脉行向前下，在距甲状腺上极约1 cm处，离开动脉弯向内侧，发出肌支支配环甲肌及咽下缩肌。因此，在甲状腺次全切除术结扎甲状腺上动脉时，应紧贴甲状腺上极进行，以免损伤喉上神经外支而致声音低钝、呛咳等症状。

甲状腺下动脉与喉返神经：a. 甲状腺下动脉起自甲状颈干，沿前斜角肌内侧缘上行，至第 6 颈椎平面，在颈动脉鞘与椎血管之间弯向内侧，近甲状腺侧叶下极潜入甲状腺侧叶的后面，发出上、下两支，分别与甲状腺上动脉的分支吻合，分布于甲状腺、甲状旁腺、气管和食管等。b. 喉返神经为迷走神经于胸部的分支。左喉返神经勾绕主动脉弓，右喉返神经勾绕右锁骨下动脉，两者均上行于食管气管旁沟，至咽下缩肌下缘、环甲关节后方进入喉内称为喉下神经，其运动纤维支配除环甲肌以外的所有喉肌，感觉纤维分布于声门裂以下的喉黏膜。左喉返神经行程较长，且位置较深，多行于甲状腺下动脉后方；右喉返神经行程较短，且位置较浅，多行于甲状腺下动脉前方，或穿行于甲状腺下动脉的两分支之间。两侧喉返神经入喉前通常都经过环甲关节的后方，故甲状软骨下角可作为找寻喉返神经的标志。

甲状腺最下动脉的出现率约为 10%。起点不定，可起自头臂干、主动脉弓、颈总动脉或胸廓内动脉。沿气管颈部前方上行，参与甲状腺动脉之间在腺内、外的吻合，当低位气管切开或甲状腺手术时应加以注意。

④甲状腺的静脉：甲状腺上静脉与同名动脉伴行，注入颈内静脉；甲状腺中静脉起自甲状腺侧缘中部，短而粗，管壁较薄，经过颈总动脉的前方，直接注入颈内静脉，此静脉有时缺如；甲状腺下静脉起自甲状腺的下缘，经气管前面下行，汇入头臂静脉。两侧甲状腺下静脉在气管颈部前方与峡部的属支吻合成甲状腺奇静脉丛，故行低位气管切开术时，应注意止血。

（2）甲状旁腺：为上、下两对呈棕黄色或淡红色的扁圆形小体，直径 0.6～0.8 cm，表面光滑，多位于甲状腺侧叶的后面，真假被膜之间，有时可位于甲状腺实质内或被膜外气管周围的结缔组织中。上甲状旁腺多位于甲状腺侧叶上、中 1/3 交界处的后方；下甲状旁腺多位于侧叶下 1/3 的后方。

（3）气管颈部：上平第 6 颈椎下缘接环状软骨下缘，下方前平胸骨颈静脉切迹，后平第 7 颈椎下缘续气管胸部。成人气管颈部由 6~8 个气管软骨及其间的软组织构成，长约 6.5 cm，横径约 1.94 cm，矢状径约 1.87 cm。气管周围有疏松结缔组织包绕，故活动性较大，当仰头或低头时，气管可上、下移动 1.5 cm。头转向一侧时，气管亦随之转向同侧，食管却移向对侧。由环状软骨弓及两侧胸锁乳突肌前缘围成的区域为气管切开的安全三角，施行气管切开术时，应使头保持正中位置，并尽量后仰，使气管接近体表，以利于手术进行。

气管颈部的毗邻：前方由浅入深依次为皮肤、浅筋膜、颈深筋膜浅层、胸骨上间隙及其内的颈静脉弓、舌骨下肌群以及气管前筋膜，第 2~4 气管软骨环前方有甲状腺峡，峡的下方有甲状腺下静脉、甲状腺奇静脉丛及可能存在的甲状腺最下动脉；后方为食管颈部；两侧为甲状腺侧叶、气管食管旁沟内的喉返神经、颈动脉鞘及颈交感干等。此外，幼儿的胸腺、左头臂静脉和主动脉弓等常高出胸骨颈静脉切迹达气管颈部下端前面，故对幼儿行气管切开术时，应注意不宜低于第 5 气管软骨环，以免伤及上述诸结构。

气管颈部的血供、神经分布及淋巴回流：甲状腺下动脉的分支分布于气管颈部；气管颈部的静脉汇入甲状腺下静脉；神经为喉返神经的分支分布；淋巴汇入气管旁淋巴结。

（4）食管颈部：上于环状软骨弓下缘平面续于咽，下于颈静脉切迹平面移行为食管胸部。

食管颈部的毗邻：前方为气管颈部；后方为颈长肌和脊柱；后外侧隔椎前筋膜与颈交感干相邻；两侧为甲状腺侧叶、颈动脉鞘及其内容物。此外，食管颈部位置稍偏左侧，故食管颈部手术多选左侧入路。

食管颈部的血供、神经分布及淋巴回流：动脉来自甲状腺下动脉的分支；静脉汇入甲状腺下静脉；神经来自迷走神经和交感干的食管支构成的食管丛；

淋巴汇入气管旁淋巴结。

第五节 胸锁乳突肌区及颈根部

一、胸锁乳突肌区

(一) 境界

胸锁乳突肌区是指该肌在颈部所占据和覆盖的区域。

(二) 内容

1. 颈袢

由第 1~3 颈神经前支的分支构成。来自第 1 颈神经前支的部分纤维加入舌下神经下行，然后至颈动脉三角内离开此神经，称为舌下神经降支，又名颈袢上根，再沿颈内动脉和颈总动脉浅面继续下行。来自颈丛第 2、3 颈神经前支的部分纤维组成颈袢下根，沿颈内静脉浅面 (或深面) 下行，颈袢上、下两根平环状软骨弓平面于颈动脉鞘表面合成颈袢。颈袢发出分支支配肩胛舌骨肌、胸骨舌骨肌、胸骨甲状肌。甲状腺手术时，多平环状软骨切断舌骨下诸肌，可避免损伤颈袢的肌支。

2. 颈动脉鞘及其内容

颈动脉鞘上起自颅底，下至颈根部续于纵隔。鞘内有颈内静脉和迷走神经纵行于其全长，颈内动脉纵行于其上部，颈总动脉纵行于其下部。在颈动脉鞘下部，颈内静脉位于其前外侧，颈总动脉位于其后内侧，二者之间的后外方为迷走神经。于鞘的上部，颈内动脉居其前内侧，颈内静脉居其后外方，迷走神经行于二者之间的后内方。

颈动脉鞘浅面有胸锁乳突肌、胸骨舌骨肌、胸骨甲状肌和肩胛舌骨肌下腹、颈袢及甲状腺上、中静脉；鞘的后方有甲状腺下动脉横过，隔椎前筋膜有颈交感干、椎前肌和颈椎横突等；鞘的内侧有喉与气管颈部、咽与食管颈部、喉返神经和甲状腺侧叶等。

3. 颈丛

由第 1~4 颈神经的前支组成，位于胸锁乳突肌上段与中斜角肌、肩胛提肌之间。分支有皮支、肌支和膈神经。

4. 颈交感干

由颈上、中、下交感神经节及其节间支组成，位于脊柱两侧，为椎前筋膜所覆盖。颈上神经节最大，呈梭形，位于第 2~3 颈椎横突前方。颈中神经节最小，位于第 6 颈椎横突的前方。颈下神经节位于第 7 颈椎平面，在椎动脉起始部后方，多与第 1 胸神经节融合为颈胸神经节，又名星状神经节。以上 3 对神经节各发出心支入胸腔参与心丛组成。

二、颈根部

(一) 境界

颈根部是指颈部与胸部之间的接壤区域，被进出胸廓上口的诸结构所占据。其前界为胸骨柄，后界为第 1 胸椎体，两侧为第 1 肋。其中心标志是前斜角肌，此肌前内侧主要是往来于颈、胸之间的纵行结构，如颈总动脉、颈内静脉、迷走神经、膈神经、颈交感干、胸导管和胸膜顶等；该肌前、后方及外侧主要是往来于胸、颈与上肢间的横行结构，如锁骨下动脉、静脉和臂丛等。

（二）内容

1. 胸膜顶

胸膜顶为覆盖肺尖部的壁胸膜，突入颈根部，高出锁骨内侧 1/3 段上缘 2~3 cm。前、中、后斜角肌覆盖其前方、外侧及后方。胸膜顶前方邻接锁骨下动脉及其分支、前斜角肌、膈神经、迷走神经、锁骨下静脉以及左颈根部的胸导管；后方与第 1、2 肋、颈交感干和第 I 胸神经前支毗邻；外侧有中斜角肌及臂丛；内侧左、右不同，左侧有左锁骨下静脉和左头臂静脉，右侧有头臂干、右头臂静脉和气管。

胸膜上膜又称 Sibson 筋膜，是指从第 7 颈椎横突、第 1 肋颈和第 1 胸椎体连至胸膜顶的筋膜，对胸膜顶起悬吊作用。当行肺萎陷手术时，须切断上述筋膜，才能使肺尖塌陷。

2. 锁骨下动脉

左侧起自主动脉弓，右侧在胸锁关节后方起自头臂干，二者均弓形跨过胸膜顶的前上方外行，穿斜角肌间隙至第 1 肋外侧缘续于腋动脉。前斜角肌将其分为 3 段：第 1 段自起始处至前斜角肌内侧缘；第 2 段为前斜角肌后方；第 3 段自前斜角肌外侧缘，第 1 肋上面。锁骨下动脉的主要分支有：

（1）椎动脉：起自锁骨下动脉的第 1 段，沿前斜角肌内侧上行于胸膜顶前方，穿经上位 6 个颈椎横突孔，再经枕骨大孔入颅，分布于脑、脊髓和内耳。

（2）胸廓内动脉：正对椎动脉起始处，起自锁骨下动脉下壁，经锁骨下静脉之后向下入胸腔，沿胸骨两侧缘下行。

（3）甲状颈干：起自锁骨下动脉第 1 段，有甲状腺下动脉、肩胛上动脉及颈横动脉等分支。

（4）肋颈干：起自锁骨下动脉第 1 或第 2 段的后壁，经胸膜顶上方弓形向后至第 1 肋颈处分为颈深动脉和最上肋间动脉。

3. 胸导管

沿食管左侧出胸腔上口至颈根部，平第 7 颈椎高度向左跨过胸膜顶，形成胸导管弓。经颈动脉鞘后方，椎动、静脉和颈交感干前方，弯向下内方注入左静脉角或左锁骨下静脉。左颈干、左锁骨下干及左支气管纵隔干通常注入胸导管末端，也可单独注入静脉。

4. 右淋巴导管

右淋巴导管为一长约 1 cm 的短干，于右颈根部接受右颈干、右锁骨下干和右支气管纵隔干后注入右静脉角。

5. 锁骨下静脉

自第 1 肋外缘续于腋静脉。沿第 1 肋上面，经锁骨与前斜角肌之间，向内与颈内静脉汇合成头臂静脉，汇合处的角为静脉角。锁骨下静脉壁与第 1 肋、锁骨下肌、前斜角肌的筋膜相愈着，故伤后易致空气栓塞。临床上，可经锁骨下静脉穿刺，进行长期输液、心导管插管及中心静脉压测定等。

6. 迷走神经

右迷走神经下行于右颈总动脉和右颈内静脉之间，经右锁骨下动脉第 1 段前面时发出右喉返神经，绕经右锁骨下动脉的下面和后方返回颈部。左迷走神经在左颈总动脉和左颈内静脉之间下行入胸腔，行经主动脉弓前方时，发出左喉返神经，勾绕主动脉弓返回颈部。

7. 膈神经

由第 3~5 颈神经前支的部分组成，位于前斜角肌前面，椎前筋膜深面。膈神经前方有椎前筋膜、胸锁乳突肌、肩胛舌骨肌中间腱、颈内静脉、颈横动脉和肩胛上动脉，左侧前方还邻接胸导管弓；内侧有颈升动脉上行。该神经于颈根部经胸膜顶的前内侧，迷走神经的外侧，穿锁骨下动、静脉之间进入胸腔。

8. 椎动脉三角

内侧界为颈长肌外侧缘，外侧界为前斜角肌内侧缘，下界为锁骨下动脉第 1 段。其尖为第 6 颈椎横突前结节；前方有颈动脉鞘、膈神经、甲状腺下动脉及胸导管弓（左侧）；后方有胸膜顶、第 7 颈椎横突、第 8 颈神经前支及第 1 肋颈。三角内含椎动脉、椎静脉、甲状腺下动脉、颈交感干及颈胸神经节等结构。

第六节　颈外侧区

颈外侧区是由胸锁乳突肌后缘、斜方肌前缘和锁骨中 1/3 段上缘围成的三角区，该区被肩胛舌骨肌下腹分为上方的枕三角和下方的锁骨上三角。

一、枕三角

（一）境界

枕三角又称肩胛舌骨肌斜方肌三角，位于胸锁乳突肌后缘、斜方肌前缘与肩胛舌骨肌下腹上缘之间。其浅层结构依次为皮肤、浅筋膜和颈筋膜浅层；

深面为椎前筋膜及其所覆盖的前、中、后斜角肌、头夹肌和肩胛提肌等。

（二）内容

1. 副神经

自颈静脉孔出颅，沿颈内静脉前外侧下行，经二腹肌后腹深面，入胸锁乳突肌上部的前缘，发出肌支支配该肌。其本干在胸锁乳突肌后缘上、中1/3交点处进入枕三角，并有枕小神经勾绕，为确定副神经的标志。在枕三角内，该神经行经肩胛提肌表面，斜越枕三角中份，自斜方肌前缘中、下1/3交界处入该肌深面，并支配该肌。副神经于枕三角内位置表浅，周围有淋巴结排列，颈部淋巴结清除术时应避免损伤该神经。

2. 颈丛和臂丛的分支

颈丛皮支在胸锁乳突肌后缘中点处浅出封套筋膜，分布于头、颈、胸前上部及肩上部的皮肤；颈丛肌支于枕三角内发出，支配肩胛提肌及椎前肌等。臂丛分支有支配菱形肌的肩胛背神经；支配冈上、下肌的肩胛上神经以及入腋区支配前锯肌的胸长神经等。

二、肩胛舌骨肌锁骨三角

（一）境界

肩胛舌骨肌锁骨三角亦称锁骨上三角，由于此三角位于锁骨中1/3段上方，于体表呈明显凹陷，故又名锁骨上大窝。由胸锁乳突肌后缘、肩胛舌骨肌下腹和锁骨上缘中1/3围成。其浅面依次为皮肤、浅筋膜及封套筋膜；其深面为斜角肌下份及椎前筋膜。

（二）内容

1. 锁骨下静脉

于第 1 肋外侧缘续于腋静脉，常有颈外静脉和肩胛背静脉注入。在该三角内锁骨下静脉位于锁骨下动脉第 3 段的前下方；向内经膈神经和前斜角肌下端的前面，达胸膜顶前方。于前斜角肌内侧，该静脉与颈内静脉汇合成头臂静脉，二者间形成向外上开放的角，称为静脉角。胸导管和右淋巴导管分别注入左、右静脉角。

2. 锁骨下动脉

经斜角肌间隙进入此三角并走向腋窝。位于三角内的是该动脉第 3 段，其前下方为锁骨下静脉；下方为第 1 肋上面；后上方有臂丛。锁骨下动脉于该三角内的直接或间接分支有肩胛背动脉、肩胛上动脉和颈横动脉，分别至斜方肌深面及肩胛区。

3. 臂丛

由第 5~8 神经前支和第 I 胸神经大部分前支组成，经斜角肌间隙进入此三角。臂丛在锁骨下动脉后上方合成 3 干，各干再分为前、后两股。根、干、股组成臂丛锁骨上部。在锁骨中点上方，为臂丛锁骨上部阻滞麻醉处。臂丛锁骨上部发出肩胛背神经、肩胛上神经及胸长神经等。臂丛与锁骨下动脉均由椎前筋膜形成的筋膜鞘包绕，续于腋鞘。

颈部淋巴结数目较多，除收纳头、颈部淋巴之外，还收集胸部及上肢的部分淋巴。

三、颈上部淋巴结

颈上部淋巴结沿头、颈交界处呈环状排列，位置表浅，分为 5 组。

（一）下颌下淋巴结

下颌下淋巴结位于下颌下腺附近，收纳眼、鼻、唇、牙、舌及口底的淋巴，汇入颈外侧上、下深淋巴结。

（二）颏下淋巴结

颏下淋巴结位于颏下三角内，收纳颏部、下唇中部、口底及舌尖等处淋巴，注入下颌下淋巴结及颈内静脉二腹肌淋巴结。

（三）腮腺淋巴结

腮腺淋巴结分浅、深两群，分别位于腮腺表面及实质内，收纳额、颅顶、颞区、耳郭、外耳道、颊部和腮腺等处的淋巴，注入颈外侧浅及颈深上淋巴结。

（四）枕淋巴结

枕淋巴结分浅、深两群，分别位于斜方肌起点的表面和头夹肌的深面，收纳项部、枕部的淋巴，注入颈外侧浅、深淋巴结。

（五）乳突淋巴结

乳突淋巴结又称耳后淋巴结，位于胸锁乳突肌止点的表面，收纳颅顶、颞区、乳突区及耳郭后面的淋巴，注入颈外侧浅、深淋巴结。

四、颈前区淋巴结

颈前区淋巴结又称颈前淋巴结，位于颈前正中部，舌骨下方，两侧胸锁乳突肌、颈动脉鞘之间，包括颈前浅淋巴结和颈前深淋巴结。

（一）颈前浅淋巴结

颈前浅淋巴结沿颈前静脉排列，引流颈前部浅层结构的淋巴，其输出管注入颈外侧下深淋巴结或锁骨上淋巴结。

（二）颈前深淋巴结

颈前深淋巴结分布于喉、甲状腺和气管颈部的前方及两侧，包括喉前淋巴结、甲状腺淋巴结、气管前淋巴结和气管旁淋巴结，收集甲状腺、喉、气管颈部、食管颈部等处淋巴；其输出管注入颈外侧上、下深淋巴结。

五、颈外侧区淋巴结

颈外侧区淋巴结即颈外侧淋巴结，以颈筋膜浅层为界，分为浅、深两组。

（一）颈外侧浅淋巴结

颈外侧浅淋巴结沿颈外静脉排列，引流颈外侧浅层结构的淋巴，并收纳枕淋巴结、乳突淋巴结和腮腺淋巴结的输出管，其输出管主要注入颈外侧深淋巴结上群。

（二）颈外侧深淋巴结

颈外侧深淋巴结主要沿颈内静脉排列，上达颅底，下至颈根部，部分沿副神经和颈横血管排列。通常以肩胛舌骨肌为界，分为颈外侧上深淋巴结和颈外侧下深淋巴结。

1. 颈外侧上深淋巴结

位于胸锁乳突肌深面，排列在颈内静脉上段周围，收纳颈外侧浅淋巴结、腮腺淋巴结、下颌下及颏下淋巴结的输出管，并收纳喉、气管、食管、腭扁桃体及舌的淋巴，其输出管注入颈外侧下深淋巴结。该组淋巴结中位于二腹肌后腹与颈内静脉交角处者，称为颈内静脉二腹肌淋巴结，又称角淋巴结，收纳鼻咽部、腭扁桃体及舌根部的淋巴，是鼻咽癌、舌根癌转移首先累及的淋巴结群。在枕三角内沿副神经周围分布者，称为副神经淋巴结。颈外侧上深淋巴结引流鼻、舌、咽、喉、甲状腺、气管颈部、食管颈部、枕部、项部和肩部等处的淋巴，并接受枕、耳后、腮腺、下颌下、颏下和颈外侧浅淋巴结等的输出管，其输出管注入颈外侧下深淋巴结，或直接注入颈干。

2. 颈外侧下深淋巴结

主要沿颈内静脉下段排列。其中位于颈内静脉与肩胛舌骨肌中间腱交会处的淋巴结，称为颈内静脉肩胛舌骨肌淋巴结，收纳舌尖部的淋巴，舌尖部的癌首先转移至该淋巴结。位于前斜角肌前面排列的淋巴结，称斜角肌淋巴结，左侧者又称为 Virchow 淋巴结，是食管下部癌或胃癌转移易累及的淋巴结，可在胸锁乳突肌后缘和锁骨上缘的交角处触摸到肿大的淋巴结。沿颈横血管排列的淋巴结，称为锁骨上淋巴结。颈外侧下深淋巴结引流颈根部、胸壁上部和乳腺上部的淋巴，并收纳颈前淋巴结、颈外侧浅淋巴结和颈外侧上深淋巴结的输出管，其输出管集合成颈干，左侧注入胸导管，右侧注入右淋巴导管。

第三章　胸　部

第一节　概　述

胸部位于颈部与腹部之间，其上部两侧借上肢带与上肢相连。此部以胸廓为支架，表面覆盖皮肤、筋膜、肌肉、血管、神经等软组织，内面衬以胸内筋膜，它们一起构成胸壁。胸壁与膈共同围成胸腔。胸腔两侧容纳肺和胸膜囊，中间为纵隔，有心及出入心的大血管、食管和气管等结构和器官。纵隔向上经胸廓上口通颈部，向下借膈与腹腔分隔。

一、境界与分区

（一）境界

胸部上界自胸骨柄上缘、胸锁关节、锁骨上缘、肩峰至第 7 颈椎棘突的连线与颈部分界。下界自剑突向两侧沿肋弓、第 11 肋前端、第 12 肋下缘至第 12 胸椎棘突与腹部分界。两侧上部以三角肌前、后缘上份和腋前、后襞下缘与胸壁相交处的连线与上肢分界。由于膈向上隆凸，腹腔上部的器官被胸壁下部所遮盖，故胸部表面的界线与胸腔的范围并不一致，此部外伤时，除胸壁损伤外，可能伤及深面的腹腔脏器。

（二）分区

胸部由胸壁、胸腔及其内的器官和结构组成。

1. 胸壁

可划分为胸前区、胸外侧区和胸背区。胸前区又称胸前部，位于前正中线与三角肌前缘上份和腋前线之间，上界为颈静脉切迹、胸锁关节和锁骨上缘，下界为剑胸结合和肋弓前部。胸外侧区又称胸侧部，介于腋前、后线之间，上界为腋前、后襞下缘中点之间的连线，下界为腋前、后线之间的肋弓后部和第 11 肋前份。

2. 胸腔

由胸壁和膈围成，分 3 部，即中部的纵隔和容纳肺与胸膜囊的左、右部。

二、表面解剖

（一）体表标志

1. 颈静脉切迹

颈静脉切迹为胸骨柄上缘的切迹，平对第 2、3 胸椎之间。

2. 胸骨角

胸骨角为胸骨柄与胸骨体连接处微向前突的角，可在体表触及，两侧平对第 2 肋，是计数肋的标志。胸骨角平面平对主动脉弓起始端、气管杈、食管第 2 狭窄处、胸导管由右转向左行的部位，也是上、下纵隔分界的标志。

3. 剑突

剑突为胸骨的下部，细长，上端接胸骨体处称剑胸结合，平第 9 胸椎。

剑胸结合的两侧与第 7 肋软骨相连，下端游离。

4. 锁骨和锁骨下窝

锁骨全长均可触及，其中外 1/3 交界处下方的凹陷为锁骨下窝，在窝内锁骨下方一横指处，可摸到肩胛骨喙突，该窝深处有腋血管和臂丛通过。

5. 肋和肋间隙

在锁骨下方或平胸骨角可摸到第 2 肋，依次往下可触及下方的肋间隙和肋。二者可作为胸腹腔脏器的定位标志，如右锁骨中线与第 5 肋相交处为肝上界的最高点。

6. 肋弓和胸骨下角

自剑突两侧向外下可触及肋弓，肋弓是肝、脾的触诊标志，其最低点平第 2、3 腰椎间。两侧肋弓与剑胸结合共同围成胸骨下角。剑突与肋弓的交角称剑肋角，常选择左侧剑肋角进行心包腔穿刺。

7. 乳头

男性乳头一般在锁骨中线与第 4 肋间隙交界处；女性略低，偏向外下方。

8. 胸大肌

覆盖胸前壁的大部，肌发达者体表可见其轮廓。

(二) 胸部的标志线

1. 前正中线

通过胸骨正中的垂直线。此线将胸前区分为左、右对称两部。

2. 胸骨线

沿胸骨最宽处外侧缘所作的垂直线。

3. 锁骨中线

通过锁骨中点所作的垂直线。

4. 胸骨旁线

沿胸骨线至锁骨中线两者连线的中点所作的垂直线。

5. 腋前线和腋后线

分别沿腋前后襞与胸壁交界处所作的垂直线。

6. 腋中线

通过腋前、后线之间中点的垂直线。

7. 肩胛线

通过肩胛骨下角的垂直线。

8. 后正中线

沿身体后面正中所作的垂直线。

第二节　胸　廓

一、胸廓的构成

胸廓由 12 块胸椎、12 对肋、1 块胸骨及其骨连结共同构成。

（一）肋与胸椎的连结

由肋后端与胸椎之间构成的关节，称肋椎关节，包括肋头关节和肋横突关节。

1. 肋头关节

由肋头关节面与相应的胸椎体肋凹构成，属于微动的平面关节，有韧带加强。

2. 肋横突关节

由肋结节关节面与相应的横突肋凹构成，亦属微动的平面关节，亦有韧带加强。

这两个关节在功能上是联合关节，运动轴为由肋头至肋结节的连线。运动时，肋颈绕此轴运动，使肋的前部升降，以扩大或缩小胸廓前后径和左右径，从而改变胸腔容积。

(二) 肋与胸骨的连结

第 1 肋与胸骨柄之间为软骨结合，第 2~7 肋软骨与胸骨相应的肋切迹分别构成微动的胸肋关节。第 8~10 肋软骨前端依次附于上位的肋软骨上，形成左右肋弓。

二、胸廓的整体观及其运动

成人胸廓近似圆锥形，上窄下宽，前后径短，左右径长。其围成的空腔，称胸腔，内有心、肺等重要器官。胸廓有上、下两口和前、后两侧壁。胸廓上口较小，呈肾形，斜向前下方，由胸骨柄上缘、第 1 对肋和第 1 胸椎体围成。因上口平面向前下倾斜，故胸骨柄上缘约平对第 2 胸椎体下缘。胸廓下口宽阔而不整齐，由第 12 胸椎、第 12、11 对肋前端、左右肋弓和剑突围成。两侧肋弓与剑突根部之间各形成一个向下开放的锐角，称胸骨下角。胸骨下角是心包腔穿刺部位之一。两角间夹有剑突，剑突的游离端约平对第 10 胸椎体下缘。胸廓前壁短，由胸骨、肋软骨及肋骨的前端构成；后壁较前壁略长，由全部胸椎及肋角内侧的部分肋骨构成；两侧壁凸隆，最长，由肋体构成。

胸廓除有保护、支持功能外，主要参与呼吸运动。吸气时，在肌的作用下，肋的前份提高，肋体向外扩展，并伴以胸骨上升，从而加大胸廓的前后径和左右径，使胸廓的容积增大。呼气时，在重力和肌的作用下，胸廓做相反运动，使胸廓的容积减少。胸腔容积的改变，促成了肺呼吸。

胸廓的形状、大小与年龄、性别、健康状况及生活条件等因素有关。新生儿的胸廓呈桶状，肋平举，左右径较小，前后径较大。随年龄增长，呼吸运动增强，肋逐渐下降，左右径逐渐增大。13～15 岁时，外形与成人相似。成年女性的胸廓较男性的略短而圆，胸骨较短，上口较倾斜，胸廓各径及容积均较男性的略小。老年人的胸廓因肋软骨钙化变形，弹性减少，运动减低，胸廓下塌且变扁变长。维生素 D 缺乏症儿童，因缺少钙质易变形，致胸廓前后径增大，胸骨明显突出，形成所谓的"鸡胸"；患慢性支气管炎、肺气肿和气喘的老年人，因长期咳嗽，使胸廓各径均增大而形成所谓的"桶状胸"。

第三节　胸　壁

胸壁是由胸廓与附着或覆盖在胸廓的皮肤、肌肉、筋膜、血管、神经等软组织共同构成。胸壁可划分为胸前区、胸外侧区和胸背区。

一、浅层结构

（一）皮肤

胸前外侧壁的皮肤较薄，除胸骨区移动性较小外，其他区有较大的活动性。

(二) 浅筋膜

浅筋膜由疏松结缔组织和脂肪组织构成。内含脂肪、浅血管、浅淋巴管、皮神经和乳腺。

1. 血管

动脉主要来源于胸廓内动脉、肋间后动脉和胸肩峰动脉等的分支。静脉相互吻合成静脉网，汇入胸腹壁静脉及上述动脉的伴行静脉。

胸廓内动脉的穿支，距胸骨侧缘约 1 cm 处穿出，分布于胸前区的皮肤和浅筋膜。其第 2~4 穿支还分布于女性乳房。肋间后动脉的前、外侧皮支及胸肩峰动脉的终支分布于胸前、外侧区的肌肉、皮肤及浅筋膜和乳腺。

胸腹壁静脉起于脐周静脉网，沿腹前外侧壁向上外至胸前外侧壁，收集腹壁上部、胸前外侧区浅层的静脉血，经胸外侧静脉注入腋静脉。此静脉是沟通上、下腔静脉的重要通道之一。

2. 淋巴

胸壁浅淋巴管主要汇入腋淋巴结。

3. 皮神经

来源于颈丛和上 6 对肋间神经的分支。锁骨上神经有 3~4 支，是颈丛的皮支，从颈丛发出后沿颈部向下跨过锁骨前面，分布于胸壁上部第 2 肋以上和肩部皮肤，其余部分由肋间神经的分支分布。

(三) 乳房

乳房在男性和儿童不发达，女性于青春期后开始发育生长，妊娠和哺乳期的乳房有分泌活动。

1. 位置和形态

乳房位于胸前壁，成年女性未产妇的乳房呈半球形，其基部相当于第2~6肋高度，内侧缘可达胸骨旁线，外侧缘接近腋中线。乳房中心的突起称乳头，乳头周围有色素较多的皮肤区为乳晕，乳头和乳晕的皮肤较薄，易损伤。

2. 结构

乳房主要由乳腺和脂肪构成。乳腺被结缔组织分隔为15~20个乳腺叶，每个腺叶内又分若干小叶。每个腺叶汇集成一条输乳管，以乳头为中心呈放射状排列，并开口于乳头，故乳腺脓肿宜做放射状切口。腺叶间有许多垂直走向的结缔组织纤维束，由腺体基底部连于皮肤或胸部浅筋膜，称乳房悬韧带，它们对乳腺起固定作用。由于韧带两端固定，无伸展性，乳腺癌时，该处皮肤出现凹陷。浅筋膜深面与胸肌筋膜之间有乳房后隙，内含疏松结缔组织、脂肪和淋巴管，后者收纳乳房深部的淋巴，此隙为乳腺癌向深处转移的途径之一，炎症时则容易向下扩展。

3. 淋巴回流

女性乳房淋巴管非常丰富，分浅、深两组，彼此广泛吻合。浅组位于皮内和皮下，深组位于乳房周围的间隙和输乳管壁内。

乳房淋巴回流大致有以下5条途径：①乳房外侧部和中央部的淋巴管注入腋淋巴结的胸肌淋巴结，这是乳房淋巴回流的主要途径；②乳房内侧部的淋巴管穿1~5肋间隙，注入胸骨旁淋巴结，并与对侧吻合；③乳房上部的淋巴管注入腋淋巴结的尖淋巴结和锁骨上淋巴结；④乳房内下部的淋巴管注入膈上淋巴结，并与腹前壁上部、膈下及肝的淋巴管相吻合；⑤乳房深部淋巴管，穿胸大肌和胸小肌，注入胸肌间淋巴结或尖淋巴结。当乳腺癌累及浅淋巴管时，易导致所收集范围的淋巴回流受阻，发生淋巴水肿，使皮肤呈橘皮样改变，这有助于乳腺癌的诊断。

二、深层结构

（一）深筋膜

分浅、深两层。浅层覆盖胸大肌表面，其上缘附着于锁骨，向下移行于腹部深筋膜，向内与胸骨骨膜相连，向后与胸背部深筋膜浅层相连。深层位于胸大肌深面，上方包裹锁骨下肌和胸小肌并覆盖在前锯肌表面，其中张于喙突、锁骨下肌与胸小肌上缘之间的部分称锁胸筋膜。锁胸筋膜深面有胸内、外侧神经和胸肩峰动脉的分支穿出至胸大肌、胸小肌，头静脉、胸肩峰静脉和淋巴管穿经此筋膜入腋腔。手术分离锁胸筋膜时应注意保护胸内、外侧神经，以免损伤而导致胸大肌、胸小肌瘫痪。

（二）肌层

胸前外侧区肌层包括胸肌和部分腹肌。由浅至深大致分为 4 层：第一层为胸大肌、腹外斜肌和腹直肌的起始部；第二层为胸小肌、锁骨下肌和前锯肌；第三层为肋间肌；第四层为贴于胸廓内面的胸横肌。胸肌的起止、作用和神经支配。

（三）肋和肋间隙

肋与肋之间的间隙为肋间隙，12 对肋之间形成 11 对肋间隙，内有肋间肌、血管、神经和结缔组织膜等结构。肋间隙的宽窄不一并随体位而变化，前部较后部宽，上位肋间隙比下位肋间隙宽。

1. 肋间肌

由外向内为肋间外肌、肋间内肌和肋间最内肌。

肋间外肌后端始于肋结节，至肋骨与肋软骨交界处移行为肋间外膜，肌纤维自后上方斜向前下方。该肌收缩时，提肋助吸气。

肋间内肌自胸骨侧缘起，至肋角处移行为肋间内膜，肌纤维自后下方斜向前上方。该肌收缩时，降肋助呼气。

肋间最内肌仅存在于肋间隙中 1/3 部，肋间内肌深面，肌纤维走向和作用与肋间内肌一致，两肋间有肋间血管、神经通过。前、后部无此肌，肋间血管、神经直接与其内面的胸内筋膜相贴，当胸膜感染时易刺激神经引起肋间神经痛。

2. 肋间后血管

第 1、2 肋间隙的动脉来自锁骨下动脉的肋颈干，第 3~11 肋间隙的动脉来源于肋间后动脉，肋间后动脉及肋下动脉均由胸主动脉发出，与同名静脉和肋间神经伴行于肋间隙内。在肋角附近，肋间血管神经各分为上、下两支，上支较粗大，沿肋沟前行，下支较细小，沿下位肋骨上缘前行。肋间后血管、肋间神经在肋角内侧的排列顺序不恒定，在肋角前方，三者排列顺序自上而下为静脉、动脉和神经。肋间后动脉的上、下支在肋间隙前部与胸廓内动脉的肋间前支吻合，在每一肋间隙形成动脉环，分支营养胸壁皮肤、肌肉及乳房。

上位 2~3 条肋间后静脉汇集成肋间最上静脉，注入头臂静脉，余者向前与胸廓内静脉交通，向后分别注入奇静脉、半奇静脉或副半奇静脉。

3. 肋间神经

除第 1 胸神经前支和第 12 胸神经前支有纤维分别参与组成臂丛和腰丛外，其余的均独立行于相应的肋间隙，称肋间神经。第 12 胸神经前支行于第 12 肋下，称肋下神经。

肋间神经出椎间孔后，最初行于肋间内膜和胸膜壁层之间的结缔组织内，至肋角向前，贴近肋沟，列于肋间后血管下方，走行于肋间最内肌和肋间内肌之间，在腋前线附近发出外侧皮支。第 2 肋间神经的外侧皮支较粗大，横过腋窝至上臂内侧，称为肋间臂神经，分布于腋窝和臂内侧皮肤，乳癌根治术时应注意保护。第 1~6 对肋间神经穿肋间内肌、肋间外膜和胸大肌至皮下，在胸骨外侧缘移行为前皮支，第 7~8 对肋间神经直接入腹直肌鞘深部，第 9~11 对肋间神经及肋下神经先行于腹内斜肌与腹横肌之间，再进入腹直肌鞘。最后，它们均在腹白线附近穿腹直肌鞘前层移行为前皮支。

肋间神经的皮支在胸、腹壁皮肤的分布有明显节段性，呈环形条带状。其分布规律是：第 2 对胸神经分布于胸骨角平面，第 6 对胸神经分布于乳头平面，第 8 对胸神经分布于剑突平面，第 10 对胸神经分布于脐平面，第 12 对胸神经分布于腹股沟韧带中点平面。了解这种分布，对确定硬膜外麻醉的范围和对神经系统某些疾病的定位诊断，有十分重要的意义。各相邻皮神经的分布互相重叠，阻滞或损伤一条神经，其分布区感觉减退，并不丧失，当相邻两条肋间神经受损时，才出现这条神经的共同管理区的感觉丧失。根据肋间神经血管行经肋间隙的部位，临床上胸膜腔积液穿刺宜在肋角外侧进针，常选肩胛线或腋后线第 7、8 肋间隙，靠近肋骨上缘穿刺。

（四）胸廓内血管和胸横肌

1. 胸横肌

贴于胸骨体和肋软骨后面，常以 4 个肌束起于胸骨体下部，呈扇形向上止于第 3~6 肋软骨内面。

2. 胸廓内动脉

为锁骨下动脉第一段的分支，向下经胸廓上口入胸腔，沿胸骨外侧缘约 1.25 cm 下降，在平第 1 肋高度发出心包膈动脉，分布至心包和膈，至第 6 肋间隙处分为 2 终支：一条是腹壁上动脉，下行入腹直肌鞘；另一条是肌膈动脉，分布于下位肋间隙和膈前份以及腹前外侧壁肌肉。

3. 胸廓内静脉

与同名动脉伴行，注入头臂静脉。

（五）淋巴结

1. 胸骨旁淋巴结

位于胸骨两侧，胸廓内血管周围，约距胸骨缘外侧 3 cm，第 1~6 肋间隙内。收纳乳房内侧部等处的淋巴，该部的癌肿常转移至此淋巴结。

2. 肋间淋巴结

位于肋间隙内，分为前、中、后组。前、中组有时缺如，后组较为恒定。前组位于肋骨和肋软骨交界处附近，输出管注入胸骨旁淋巴结；中组位于腋前线至肋角范围内，输出管注入腋淋巴结；后组位于肋角内侧，输出管注入胸导管。

（六）胸内筋膜

胸内筋膜为衬在胸壁内面的一层菲薄而又致密的结缔组织膜，贴附于肋和肋间肌内面以及胸椎前面和膈的上面，其厚薄不一，脊柱两侧较薄。脊柱两旁的胸内筋膜与壁胸膜之间有发达的疏松结缔组织，两者容易分离。胸内筋膜向下覆于膈的上面，称膈胸膜筋膜，向上覆于胸膜顶上面，称胸膜上膜。

第四节　膈

一、位置与分部

膈为一向上膨隆的扁薄阔肌，呈穹隆形，介于胸腔与腹腔之间，构成胸腔的底部，同时也成为腹腔的顶部。膈的中央为腱性部分，称中心腱，周围为肌性部分，起自胸廓下口的周围和腰椎前面，根据肌纤维起始部不同分为胸骨部、肋部和腰部。胸骨部起自胸骨剑突的后面，肋部起自下 6 对肋骨和肋软骨内面，腰部内侧份以左、右膈脚起自上 2~3 个腰椎体的侧面，外侧份起自内、外侧弓状韧带。内侧弓状韧带位于第 1、2 腰椎体侧面和第 1 腰椎横突之间，外侧弓状韧带位于第 1 腰椎横突与第 12 肋之间的腱弓。

二、薄弱区与裂隙

在膈的起始处，由于缺乏肌纤维，常形成三角形小裂隙，这些裂隙位于胸腹腔间仅隔以筋膜和两层浆膜，是膈的薄弱区。在胸骨部与肋部起点之间的小裂隙叫胸肋三角。位于膈的腰部与肋部起点之间的小裂隙叫腰肋三角。腹腔脏器可经此三角突入胸腔，形成膈疝。肾的上端遮盖着腰肋三角，故肾的感染，可经此三角蔓延至胸腔；反之，胸腔的感染也可经此三角蔓延到肾。腰肋三角的后方是肋膈隐窝，故肾的手术应注意保护胸膜。

膈有主动脉、食管和下腔静脉通过，故形成 3 个裂孔。主动脉裂孔位于左右两个膈脚与脊柱之间，平第 12 胸椎，有主动脉和胸导管通过；食管裂孔位于主动脉裂孔的左前方，约平第 10 胸椎水平，有食管和迷走神经前、后干通过，此裂孔是膈疝好发部位之一；腔静脉裂孔在食管裂孔的右前方的中心腱内，约平第 8 胸椎水平，内有下腔静脉通过。

三、血管、神经与淋巴

（一）血管

膈的血液供应非常丰富，主要来自膈上动脉、膈下动脉、心包膈动脉、肌膈动脉和肋间后动脉，它们在膈内广泛吻合。静脉与动脉伴行，最终分别注入上、下腔静脉。

（二）神经

膈由膈神经支配。膈神经是颈丛的分支，由第 3~5 颈神经前支组成，于前斜角肌前方下降，在锁骨下动、静脉之间经胸廓上口进入胸腔，与心包膈血管伴行，经肺根前方，在心包与纵隔胸膜之间下行达膈肌。膈神经是混合性神经，其运动纤维支配膈肌，感觉纤维分布于膈、胸膜、心包和膈下中央部腹膜，右膈神经尚有纤维至肝上面和胆囊。

（三）淋巴结

膈的淋巴注入膈上淋巴结和膈下淋巴结。膈上淋巴结位于膈的上面，收集膈、心包下部和肝上面的淋巴管，其输出管注入胸骨旁淋巴结和纵隔后淋巴结。膈下淋巴结在膈的下面，沿膈下动脉排列，收集膈下面后部的淋巴管，而膈下面前部的淋巴管穿过膈肌注入膈上前淋巴结。

第五节　胸腔及其脏器

胸腔由胸壁和膈围成，内衬胸内筋膜，呈前后略扁、底向上凸的锥体形。胸腔向上经胸廓上口通颈部，向下借膈与腹腔分隔。胸腔分为中部和两侧部，中部被纵隔占据，两侧部容纳肺、胸膜和胸膜腔。本节仅介绍胸膜、胸膜腔和肺。

一、胸膜与胸膜腔

（一）胸膜

胸膜分为壁胸膜和脏胸膜。脏、壁两层胸膜在肺根下方相互移行的双层胸膜构成肺韧带，呈冠状位，连于肺与纵隔之间，具有固定肺的作用。

1. 壁胸膜

贴附于胸内筋膜内面、膈上面与纵隔两侧面，根据其衬覆部位不同而分为4部分：①肋胸膜，贴于胸骨、肋骨、肋间肌及胸内筋膜等内面；②膈胸膜，覆盖于膈上面；③纵隔胸膜，衬覆于纵隔两侧面；④胸膜顶，罩于肺尖上方。壁胸膜与胸内筋膜之间有疏松结缔组织，易于分离，故在肺切除术中，如脏、壁胸膜粘连，可将壁胸膜与胸内筋膜分离，将肺连同壁胸膜一并切除。

2. 脏胸膜

被覆于肺的表面，并伸入叶间裂内，与肺实质紧密连接，又称肺胸膜。

(二) 胸膜腔

壁胸膜与脏胸膜在肺根处相互移行，形成封闭的潜在性腔隙，称胸膜腔。胸膜腔左、右各一，呈负压，含少量浆液，可减少呼吸时的摩擦。在壁胸膜各部相互移行转折处形成的间隙，即使在深吸气时，肺缘也不能达其内，胸膜腔的这些部分称胸膜隐窝，亦称胸膜窦，主要有肋膈隐窝和肋纵隔隐窝。

1. 肋膈隐窝

位于肋胸膜和膈胸膜移行转折处，左右各一，呈半环形，是最大的胸膜隐窝，也是胸膜腔的最低处，胸膜腔积液首先积聚于此。

2. 肋纵隔隐窝

位于遮盖心包表面的纵隔胸膜与肋胸膜转折处，由于左肺心切迹的存在，左侧肋纵隔隐窝较明显。

(三) 壁胸膜返折线的体表投影

壁胸膜返折线以胸膜前界和下界有较重要的实用意义。

1. 胸膜前界

为肋胸膜前缘与纵隔胸膜前缘之间的返折线。两侧上端均起自胸膜顶，即锁骨内侧 1/3 段上方 2~3 cm 处，向下内侧经胸锁关节后方至第 2 胸肋关节平面，两侧靠拢，于正中线偏左垂直下行。右侧直达第 6 胸肋关节处移行为下界；左侧至第 4 胸肋关节处转向外下，沿胸骨左侧缘外侧 2~2.5 cm 下行，至第 6 肋软骨中点处移行为下界。两侧胸膜前界在第 2~4 胸肋关节高度相互靠拢，在此上、下又各自分开，形成两个无胸膜覆盖的三角形区域。上方者位于胸骨柄后方，为上胸膜间区，又称胸腺三角，儿童较宽，内有胸腺；成人较窄，有胸腺遗迹和结缔组织。下方者位于胸骨体下部和左侧第 4~6 肋软骨后方，为下胸膜间区，又称心包三角，内有心和心包。此区心包前方未被胸膜遮蔽，故临床上常选择左剑肋角为心包穿刺或心内注射部位。

2. 胸膜下界

为肋胸膜下缘与膈胸膜之间的返折线。左侧起自第 6 肋软骨中点处，右侧起自第 6 胸肋关节，两侧均行向下外方，在锁骨中线与第 8 肋相交，在腋中线与第 10 肋相交，至肩胛线与第 11 肋相交，近后正中线处平对第 12 胸椎棘突高度。右侧胸膜下界略高于左侧胸膜下界。

（四）胸膜的血管、淋巴和神经

1. 血管

壁胸膜的血液供应来自肋间后动脉、胸廓内动脉、心包膈动脉和甲状颈干等动脉的分支。脏胸膜的血液供应主要来自支气管动脉和肺动脉的分支。静脉与同名动脉伴行，最终注入上腔静脉和肺静脉。

2. 淋巴

壁胸膜各部的淋巴回流不一，分别注入胸骨旁淋巴结、肋间淋巴结、膈淋巴结、纵隔前淋巴结、纵隔后淋巴结和腋淋巴结。脏胸膜的淋巴管与肺的淋巴管吻合，注入肺门淋巴结。

3. 神经

壁胸膜的感觉由脊神经的躯体感觉神经传导，对机械性刺激敏感。膈神经分布于胸膜顶、纵隔胸膜和膈胸膜中央部，肋间神经分布于肋胸膜和膈胸膜周围部。当壁胸膜因炎症或肿瘤等而受刺激时，可沿膈神经向颈、肩部放射，或沿肋间神经向胸、腹壁放射，引起牵涉性痛。脏胸膜的感觉由肺丛的内脏感觉神经传导，对牵拉刺激敏感。

二、肺

(一) 位置和形态

肺位于胸腔内，左右各一，在膈的上方、纵隔两侧，借肺根和肺韧带连于纵隔。因右侧膈下有肝，心又偏左，故右肺宽而短，左肺狭而长。肺呈半圆锥形，有一尖、一底、三面和三缘。

肺尖圆钝，经胸廓上口突入颈根部，最高点在锁骨内侧 1/3 段上方 2~3 cm 处。肺底呈半月形凹陷，与膈相邻，又称膈面。肋面圆凸，面积较大，与胸廓外侧壁和前、后壁相邻。纵隔面即内侧面，与纵隔相邻。肺的前缘锐利，左肺前缘下部有心切迹，切迹下方的舌状突起称左肺小舌；后缘圆钝，朝向脊柱；下缘较锐，伸入肋膈隐窝内。

肺借叶间裂分叶。左肺被斜裂分为上、下 2 叶，右肺由斜裂和水平裂分为上、中、下 3 叶。

(二) 体表投影

肺前界的体表投影与胸膜前界的体表投影基本一致。肺下界的投影线较胸膜下界稍高，平静呼吸时在锁骨中线与第 6 肋相交，在腋中线与第 8 肋相交，在肩胛线与第 10 肋相交，近后正中线处平对第 10 胸椎棘突高度。

(三) 肺门和肺根

1. 肺门

位于肺纵隔面中部的长圆形凹陷处，是主支气管、肺血管、支气管血管、淋巴管和神经等出入的部位，临床上又称为第一肺门。各肺叶支气管和肺血管的分支或属支等结构出入肺叶的部位，称为第二肺门。

2. 肺根

出入肺门的结构被结缔组织包裹，构成肺根。肺根内重要结构的排列自前向后依次为上肺静脉，肺动脉，主支气管和下肺静脉；自上而下，在左肺根依次为肺动脉、主支气管、上肺静脉和下肺静脉，在右肺根为上叶支气管、肺动脉、中叶支气管、下叶支气管、上肺静脉和下肺静脉。此外，肺门处尚有数个支气管肺淋巴结，也称肺门淋巴结。

肺根前方为膈神经和心包膈血管，后方有迷走神经，下方连有肺韧带；左肺根上方有主动脉弓跨过，右肺根后上方有奇静脉弓勾绕。

(四) 支气管肺段

气管在胸骨角平面分为左、右主支气管，主支气管在肺门附近分出肺叶支气管，肺叶支气管入肺后再分为肺段支气管；每个肺段支气管再反复分支，越分越细，呈树枝状，称支气管树。

每一肺叶支气管及其所属的肺组织为肺叶。每一肺段支气管及其分支和所属的肺组织，称为支气管肺段，简称肺段。肺段呈圆锥形，底朝向肺的表面，尖朝向肺门。在肺段内，肺动脉的分支与肺段支气管的分支伴行，相邻肺段的肺动脉分支不相吻合。

依照肺段支气管的分支分布，通常左、右肺各分为 10 个肺段。左肺上叶的尖段和后段支气管、下叶的内侧底段与前底段支气管常共干，故左肺也可分为 8 个肺段。

（五）血管、神经和淋巴

1. 血管

肺具有两套血管系统，一套是肺循环的肺动脉和肺静脉，参与气体交换，是肺的功能性血管；另一套是体循环的支气管动脉和支气管静脉，供给氧气和营养物质，属肺的营养性血管。

（1）肺动脉和肺静脉：肺动脉干起自右心室，经左主支气管前方向左后上方走行，至主动脉弓下方，平第 4 胸椎高度，分为左、右肺动脉。左肺动脉较短，横过胸主动脉前方后弯向左上，经左主支气管前上方入左肺门；右肺动脉较长，在升主动脉和上腔静脉的后方、奇静脉弓的下方入右肺门。肺动脉在肺内随支气管反复分支，最后形成毛细血管网，包绕肺泡壁。肺静脉由肺泡周围毛细血管逐级汇集而成，每侧 2 条，分别为上肺静脉和下肺静脉，均向内分别注入左心房。左上肺静脉收集左肺上叶的血液，右上肺静脉收集右肺上、中叶的血液，左、右下肺静脉分别收集两肺下叶的血液。

（2）支气管动脉和支气管静脉：支气管动脉每侧 1~3 支，细小，起自胸主动脉或右肋间后动脉，与支气管伴行，沿途分支形成毛细血管网，营养肺内支气管壁、肺血管壁、肺胸膜等。静脉中的一部分汇入肺静脉的属支，另一部分汇集成支气管静脉，左侧者注入半奇静脉，右侧者注入奇静脉。

2. 淋巴

肺的淋巴管甚为丰富，分浅、深两组。浅组淋巴管位于脏胸膜深面，收集脏胸膜深面的淋巴，汇入支气管肺淋巴结；深组淋巴管位于肺内各级支气管周围，引流肺内支气管、肺血管壁及结缔组织的淋巴，最后注入支气管肺淋巴结。

3. 神经

肺的神经来自迷走神经和胸交感干的分支，它们在肺根的前、后方组成肺丛，由丛再发出分支随支气管分支进入肺组织。内脏感觉纤维分布于肺泡、各级支气管的黏膜及脏胸膜。

第四章 腹 部

第一节 概 述

腹部是躯干的一部分，位于胸部与盆部之间，包括腹壁、腹膜与腹腔脏器和血管、神经等。

一、境界与分区

（一）境界

腹壁的上界为剑胸结合、肋弓、第 11 肋前端、第 12 肋下缘至胸 12 棘突的连线；下界为耻骨联合上缘、耻骨嵴、耻骨结节、腹股沟、髂嵴至腰 5 棘突的连线。

腹壁两侧以腋后线为界，分为腹前外侧壁及腹后壁。

腹部的体表境界与腹腔的体表境界不同。腹腔的上界为膈穹，达第 4、5 肋间隙水平，下方通过骨盆上口与盆腔相通，小肠等腹腔脏器也经常位于小骨盆腔内，因此，腹腔的实际范围远较腹部体表的境界大。

（二）分区

为了描述和确定腹腔脏器的位置，临床上需将腹部分区。通常有两种常用的方法。

1. 九分法

用两条水平线及两条垂直线将腹部分为九个区。上水平线为经过两侧肋弓下缘最低点（相当于第 10 肋）的连线，下水平线为经过两侧髂结节的连线；两条垂直线分别为左、右腹股沟韧带中点向上的垂直线。借此将腹部分成上腹部的腹上区及左、右季肋区；中间的脐区及左、右外侧（腰）区；下腹部的腹下区及左、右髂区。

2. 四分法

即通过脐的垂直线和水平线将腹部分为左、右上腹部及左、右下腹部四个区域。

二、表面解剖

（一）体表标志

1. 剑突

剑突为胸骨的下部，细长，上端接胸骨体处称剑胸结合，平第 9 胸椎。剑胸结合的两侧与第 7 肋软骨相连，下端游离。

2. 髂嵴

位于腹侧壁，骨盆上缘，它距离第 10 肋最低点仅 3~4 cm，向前止于髂前上棘，全长易于扣及。髂前上棘与耻骨结节之间有腹股沟韧带附着。两侧髂嵴最高点的连线平对腰 4 棘突，是计数椎骨的标志。临床的髂骨骨髓穿刺、髂前上棘平面、麦氏点（McBurney 点）等的确定，均以髂前上棘为基准。

3. 耻骨联合上缘

在腹部前正中线下端易于摸到。耻骨联合上缘是小骨盆入口的界标之一，成人空虚状态的膀胱位于耻骨联合上缘平面以下。

4. 耻骨嵴和耻骨结节

耻骨嵴是自耻骨联合上缘向外侧方延伸的横向骨嵴，长 2~3 cm，终于耻骨结节。

5. 脐

脐平面与第 3、第 4 腰椎之间平齐。中国人脐与耻骨联合间距为 15.5 cm 左右。

6. 半月线

是腹直肌鞘前后两层在腹直肌外侧缘结合处，于前正中线两侧可触及皮肤表面形成的纵向浅沟，相当于腹直肌的外侧缘。左、右半月线与左、右侧肋缘的夹角为前肾点，是肾盂的前方投影处。此线平脐处为上输尿管点，平髂前上棘处为中输尿管点。

(二) 体表投影

腹腔主要器官在腹前外侧壁各区（九分法）的体表投影，随年龄、体位、体型、消化道充盈状态及腹壁肌肉紧张度的不同而稍有变化。

第二节　腹前外侧壁

腹前外侧壁不同部位的层次和结构有所不同，腹部手术的入路大部分设计在腹前外侧壁，熟悉其层次结构十分重要。

一、层次结构

(一) 皮肤

腹前外侧壁的皮肤薄，纹理横行，移动性大，富有弹性和延展性，可适应生理性或病理性腹内压增大时的腹部膨胀。临床上常选择腹前外侧壁皮肤为游离皮瓣的供区。

(二) 浅筋膜

浅筋膜一般较厚，由脂肪及疏松结缔组织构成。脐平面以下的浅筋膜分为两层：浅层含有脂肪又称脂肪层，即 Camper 筋膜，向下与股部的浅筋膜相连续；深层为富含弹性纤维的膜样层，即 Scarpa 筋膜，其在中线处附着于白线，向下于腹股沟韧带下方约一横指处，附着于股部深筋膜，但在左、右耻骨结节间越过耻骨联合继续向下至阴囊，与会阴浅筋膜（Colles 筋膜）相续。

浅筋膜内有腹壁浅血管、浅淋巴管、皮神经。腹前外侧壁上半部的浅动脉细小，为肋间后动脉的分支；脐以下有两条较大的浅动脉即腹壁浅动脉和旋髂浅动脉。

1. 腹壁浅动脉

起自股动脉，其外径约 1 mm，越过腹股沟韧带的中、内 1/3 交界处，走向脐部。

2. 旋髂浅动脉

自腹股沟韧带中点下方 1.5 cm 附近处起自股动脉的外侧壁，其外径约为 1.2 mm，走向髂前上棘，分布于腹前外侧壁下外侧份。

腹前外侧壁的浅静脉较为丰富，彼此吻合成网，尤其在脐区更为丰富。脐以上的浅静脉经胸腹壁静脉汇入腋静脉。脐以下浅静脉经腹壁浅静脉汇入大隐静脉，从而构成了上、下腔静脉系统之间的联系。当上腔静脉或下腔静脉阻塞时，借此途径可沟通部分血流。在脐区，浅静脉还与附脐静脉相吻合，由于附脐静脉汇入肝门静脉，故在肝门静脉高压时，血流可经脐周静脉网与体循环的静脉相交通，形成脐周静脉曲张，又称"海蛇头"。

腹前外侧壁的浅淋巴，脐以上者注入腋淋巴结，脐以下者注入腹股沟浅淋巴结。

腹前外侧壁皮神经即肋间神经和肋下神经，其皮支在腹壁的分布有明显的节段性。

（三）肌层

由腹前正中线两侧的腹直肌和其外侧的3层扁肌（即腹外斜肌、腹内斜肌、腹横肌）组成。

1. 腹直肌

位于腹前壁正中线两侧，居腹直肌鞘内，为上宽下窄的带形多腹肌。腹直肌有3~4个腱划（大部分在脐以上）与腹直肌鞘的前层密切愈着，剥离困难。腱划内常有血管，经腹直肌切口分开腹直肌纤维时，腱划处应注意止血。腹直肌后面的腱划未与腹直肌鞘的后层愈合，所以腹直肌后面容易剥离。

2. 腹外斜肌

位于腹前外侧壁浅层，肌纤维从外上斜向内下，在髂前上棘与脐连线附近移行为腱膜。腱膜的纤维与腹外斜肌走向相同，此腱膜在耻骨结节的外上方形成三角形裂隙，即腹股沟管浅环。正常成人的浅环可容纳一食指尖，内有精索（男）或子宫圆韧带（女）通过。

腹外斜肌腱膜下缘卷曲增厚连于髂前上棘至耻骨结节间形成腹股沟韧带。韧带内侧端的一小部分纤维向下后方，并向外侧转折成为腔隙韧带（陷窝韧带）。腔隙韧带向外侧延续附着于耻骨梳上的部分，称耻骨梳韧带。

3. 腹内斜肌

在腹外斜肌深面，肌纤维自外下行向内上，而其下部纤维向下内方斜行，至腹直肌外侧缘处移行为腱膜，并分成两层参与构成腹直肌鞘的前、后层，止于（腹）白线。

4. 腹横肌

为腹前外侧壁最深层的扁肌，肌纤维自后向前内横行，至腹直肌外侧缘处移行为腱膜，参与构成腹直肌鞘后层。该肌与腹内斜肌之间有下 6 对胸神经和第 1 腰神经前支及伴行血管经过。

腹内斜肌与腹横肌二者下缘均呈弓状，先越过精索的上内侧，在腹直肌外缘呈腱性融合，称腹股沟镰或联合腱。有时两肌仅相结合，而未成为腱性组织，称为结合肌。腹股沟镰至腹股沟管内侧部精索的后方，止于耻骨梳韧带。当腹壁肌肉收缩时，弓状下缘即接近腹股沟韧带，这种弓状结构似有封闭腹股沟管的作用。腹内斜肌和腹横肌下缘的部分肌纤维，沿精索向下移行，成为提睾肌。

（四）腹横筋膜

腹横筋膜位于腹横肌和腹直肌鞘的深面，为腹内筋膜的一部分，向上连接膈下筋膜，向下移行于髂筋膜和盆筋膜。腹横筋膜在上腹部较薄弱，向下逐渐增厚，近腹股沟韧带、腹直肌外侧缘和腹直肌鞘后层以及弓状线以下的部分较致密。腹横筋膜与腹横肌结合疏松，但与腹直肌鞘后层紧密愈着，手术时常作为一层切开。

（五）腹膜外筋膜

腹膜外筋膜为腹横筋膜与壁腹膜之间的疏松结缔组织，上腹部薄弱，向下脂肪组织沉积较多，将腹横筋膜与壁腹膜分隔，形成潜在性间隙，称腹膜外间隙，其后方与腹膜后间隙，下方与盆部的腹膜外间隙（盆筋膜间隙）相延续。临床上行泌尿外科或妇产科等手术一般尽量不进入腹膜腔，经腹膜外入路即可。

（六）壁腹膜

壁腹膜为腹前外侧壁的最内层，向上移行为膈下腹膜，向下在腹股沟韧带下方移行于盆腔腹膜。由于上腹部的腹横筋膜和腹膜外筋膜均较薄弱，故膈下腹膜与膈紧密愈着。在脐以下，腹前外侧壁的壁腹膜形成 5 条皱襞：位于正中线者（由脐至膀胱尖）为脐正中襞，其中有脐正中韧带，是胚胎期输尿管的遗迹；位于脐正中襞外侧者为脐内侧襞，内有脐动脉索，是胚胎期脐动脉闭锁后的遗迹；最外侧者为脐外侧襞（腹襞下动脉襞），其中有腹壁下血管。在腹股沟韧带上方，脐外侧襞的内、外侧，分别为腹股沟内、外侧窝，是腹前壁的薄弱部位，腹腔的内容物可由此突出形成腹股沟疝。

二、局部结构

（一）腹直肌鞘

腹直肌鞘由 3 块扁肌的腱膜包绕腹直肌而形成。分为前、后两层，两层纤维在腹直肌外缘融合处，形成一半月形凸向外侧的弧形，称半月线。腹直肌鞘前层由腹外斜肌腱膜和腹内斜肌腱膜的前层组成，后层由腹内斜肌腱膜的后层及腹横肌腱膜组成，但在脐下 4~5 cm 以下 3 层扁肌的腱膜均参与构成腹直肌鞘前层，而后层缺如，其下缘游离形成一弓状游离缘，称弓状线。弓状线以下因腹直肌鞘后层缺如，故腹直肌后面直接与腹横筋膜相贴。

（二）腹白线和脐环

白线位于腹前正中线上，由 3 块扁肌的腱膜交织而成，厚而坚韧，血管少。脐以上的白线较宽，脐以下因两侧腹直肌相互靠近而变得很窄。

腹白线的腱膜纤维环绕脐形成脐环，若此环薄弱、发育不良或残留有小裂隙，可发生成人脐疝。

（三）腹股沟管

腹股沟管位于腹股沟韧带内侧半的上方，是由外上斜向内下的肌肉筋膜裂隙，长约 4~5 cm（女性稍狭长），内有精索（男）或子宫圆韧带（女）通过。是腹前外侧壁下部的薄弱区，是疝好发的部位。

腹股沟管有四个壁及两个口。前壁为腹外斜肌腱膜，在管的外 1/3 处有腹内斜肌的起始部；后壁为腹横筋膜，在管的内侧 1/3 处有联合腱；上壁为腹内斜肌与腹横肌的弓状下缘；下壁为腹股沟韧带。内口为深环（腹环），位于腹股沟韧带中点上方约一横指处，是腹横筋膜向外突出形成的一个卵圆形孔；外口为浅环（皮下环），是腹外斜肌腱膜在耻骨结节外上方的一个三角形裂隙。

（四）腹股沟三角

腹股沟三角是由腹壁下动脉、腹直肌外侧缘和腹股沟韧带内侧半围成的三角形区域，是腹前外侧壁的一个薄弱区。腹股沟直疝即由此三角区突出。

腹壁下动脉是腹股沟管深环与腹股沟三角的分界标志，因此，也可作为腹股沟斜疝和直疝在手术中的鉴别标志之一。

三、腹前外侧壁的血管和神经

（一）血管

腹壁深层的动脉除了有穿行于腹内斜肌和腹横肌之间的下 5 对肋间后动脉、肋下动脉及 4 对腰动脉外，在腹上部尚有腹壁上动脉，腹下部还有起自髂外动脉的腹壁下动脉和旋髂深动脉。

1. 腹壁下动脉

近腹股沟韧带处起自髂外动脉，经腹股沟管深环内侧于腹横筋膜与壁腹膜之间，向内上方斜行，于腹直肌鞘后层的弓状线附近进入腹直肌鞘，在脐附近与腹壁上动脉吻合。

腹壁下动脉的体表投影在腹股沟韧带中、内 1/3 交界处与脐的连线。临床上做腹腔穿刺时，应在此连线的外上方进行，以免损伤该动脉。

2. 旋髂深动脉

约与腹壁下动脉同一水平起自髂外动脉，发出后沿腹股沟韧带外侧半的深面向外上方斜行至髂前上棘稍内侧，然后行向髂嵴前部的上缘。除在腹股沟韧带深面发出数条肌支分布于附近肌肉外，还分出数条小分支进入髂嵴内唇的小骨孔，成为髂嵴前部内侧面的营养动脉支，并有同名静脉伴行。临床上作髂骨带血管蒂的骨移植时，常取旋髂深动脉作营养动脉。

（二）神经

腹前外侧壁深层有第 7~12 胸神经前支斜向前下，行于腹内斜肌与腹横肌之间，分支支配腹前外侧壁诸肌及皮肤。此外，还有以下 3 条神经：

1. 髂腹下神经

来自第 12 胸神经及第 1 腰神经的前支，行于腹内斜肌和腹横肌之间，至髂前上棘内侧 2.5 cm 附近穿过腹内斜肌，在腹外斜肌腱膜深面行向内下。在腹股沟管浅环上方约 2 cm 附近穿出腹外斜肌腱膜，分布于耻骨联合上方的皮肤，肌支支配腹前外侧壁下部的肌。

2. 髂腹股沟神经

来自第 1 腰神经前支，于髂腹下神经的内下方穿过腹内斜肌，并与其平行，向内行于腹外斜肌腱膜深面，进入腹股沟管后，行于精索的前上方，随精索穿出腹股沟管浅环，分布于男性阴囊或女性大阴唇上部的皮肤。

3. 生殖股神经生殖支

沿精索内侧走行，分布于提睾肌和阴囊肉膜。

四、腹前外侧壁常用手术切口的解剖

正常的切口选择对于充分显露手术视野和保证手术的顺利进行有重要意义，如切口的位置不当，会造成手术的困难，或引起各种并发症，因此切口的选择必须慎重考虑。腹壁切口的选择要遵循以下原则：①切口位置要距离病变部位较近，以较好地暴露病变器官。②切口的长度要适宜，以利于手术操作。③当手术视野需要扩大时，切口可向某一方向适当延长。④应尽量减少对各种组织，如肌、神经、血管等的损伤，减少对腹壁功能的影响。⑤切口尽可能与皮肤走行一致。

（一）纵切口（直切口）

除正中切口外，纵切口的层次均经过腹直肌鞘和腹直肌，其优点是可以扩大延长，缺点是比较容易裂开。

1. 正中切口

即通过腹白线的切口，层次为皮肤、浅筋膜、腹白线、腹横筋膜、腹膜外筋膜和壁腹膜。由于腹白线血管较少，正中切口损伤血管少，层次简单，操作简便，能迅速到达和较好暴露手术器官，是腹部常用的手术切口之一。由于腹白线处的血液供应差，切口所承受两侧腹壁肌收缩时的张力大，故切口愈合较差，可发生切口裂开或腹部疝。

2. 旁正中切口

为在前正中线旁开 2 cm 处与正中线平行的切口，层次为皮肤、腹直肌鞘前层、腹直肌、腹直肌鞘后层（弓状线以下无此层）、腹横筋膜、腹膜外筋膜和壁腹膜。旁正中切口损伤血管、神经和肌较少，切口血液供应丰富，且有肌保护，是较理想的纵切口，常用于上腹部外科。作右侧旁正中切口时应注意保护肝镰状韧带和肝圆韧带。

3. 经腹直肌切口

在腹直肌鞘的中央纵行切开。除将腹直肌正中纵行裂开后拉向两侧外，切开层次同旁正中切口，此切口损伤血管、神经和肌较多，故不如旁正中切口理想。

4. 旁腹直肌切口

循腹直肌的外侧缘或稍内侧的纵切口。切口层次同旁正中切口，但游离腹直肌的外侧后将腹直肌拉向内侧。因有下 6 对肋间神经和血管经腹直肌外侧缘进入腹直肌内，故该切口损伤血管和神经较多。

（二）斜切口

常在腹前外侧壁的扁肌区进行。

1. 肋缘下切口（Kocher 切口）

由剑突下向外，在肋弓下缘下方约 2.5 cm 处与肋弓平行，层次为皮肤、浅筋膜、肌层（腹外斜肌、腹内斜肌和腹横肌）、腹横筋膜、腹膜外筋膜和壁腹膜。

2. 麦氏切口（McBurney 切口）

麦氏切口为阑尾切除术常用的切口，在右髂前上棘至脐连线的外、中 1/3 交点处作与该线垂直的切口。层次为皮肤、浅筋膜、腹外斜肌腱膜、腹内斜肌、腹横肌、腹横筋膜、腹膜外筋膜和壁腹膜。切口与腹外斜肌纤维走行一致，至肌层时，顺肌纤维方向分开三层扁肌。该切口可避免切开肌纤维和神经，故不会造成手术区腹壁变薄弱。

（三）横切口

沿皮纹横行切开腹前外侧壁的各层。横切口暴露手术野范围大，能满足腹内巨大肿物的切除和较大的手术。横切口虽将肌横行切开，但一般不损伤神经，肌经缝合后仍能保持原有张力，不影响其正常功能。另外，由于按皮肤张力线切开，术后切口不易裂开。

（四）联合切口

1. 胸腹联合切口

在上腹部的旁正中切口或经腹直肌切口，如沿第7或第8肋间隙向上延长，同时切开肋软骨和膈。该切口有利于广泛暴露上腹部和胸腔的脏器，但操作较复杂，损伤组织较多。

2. 腹壁会阴联合切口

常在下腹部切开并加上会阴部切开，多用于直肠癌根治术。

第三节 腹膜与腹膜腔

一、腹膜与腹膜腔分部

腹膜为全身面积最大、分布复杂的浆膜，由间皮及少量结缔组织构成，薄而光滑，呈半透明状。衬于腹、盆腔壁内表面的腹膜称为壁腹膜或腹膜壁层；覆盖腹、盆腔脏器表面的部分称为脏腹膜或腹膜脏层。脏腹膜与壁腹膜互相延续、移行，共同围成不规则的潜在性腔隙，称为腹膜腔。正常情况下，腹膜腔内有少量浆液（70~80mL），起润滑和减少脏器间摩擦的作用。男性腹膜腔为一封闭的腔隙；女性腹膜腔则借输卵管、子宫、阴道与外界相通，致使女性腹膜腔的感染机会多于男性。

腹膜腔可分为大、小两腔。小腹膜腔即网膜囊，亦称腹膜小囊，是位于小网膜和胃后方的腔隙；大腹膜腔则为网膜囊以外的腔隙，亦称腹膜大囊，两者借网膜孔相互交通。

二、腹膜与腹、盆腔脏器的关系

根据脏器被腹膜覆盖范围的大小不同，可将腹、盆腔脏器分为 3 类，即腹膜内位器官、腹膜间位器官和腹膜外位器官。

（一）腹膜内位器官

腹膜内位器官指各面均被腹膜所覆盖的器官，如胃、十二指肠上部、空肠、回肠、盲肠、阑尾、横结肠、乙状结肠、脾、卵巢、输卵管等。这类器官主要借韧带或系膜连于腹后壁或其他脏器，活动性较大。

（二）腹膜间位器官

腹膜间位器官指大部分被腹膜覆盖，仅少部分未被腹膜覆盖的器官，如肝、胆囊、升结肠、降结肠、直肠上段、子宫、充盈膀胱等。

（三）腹膜外位器官

腹膜外位器官指仅一面被腹膜覆盖，其余面均不覆盖腹膜的器官，如肾、肾上腺、输尿管、胰、十二指肠降部和下部、直肠中下部等。

了解脏器与腹膜的关系，具有重要的临床意义，如腹膜内位器官手术必须通过腹膜腔，而肾、输尿管等腹膜外位器官或子宫等腹膜间位器官的手术，可经腹膜外入路，并不需要通过腹膜腔，从而避免腹膜腔的污染或术后粘连。

三、腹膜形成的网膜、系膜和韧带

腹膜由壁层移行于脏器或由一个脏器移行至另一个脏器的过程中，形成网膜、系膜和韧带。这些结构不仅对器官起着连接和固定的作用，也是血管、神经出入处及腹、盆腔内疾患的播散途径。

（一）网膜

1. 小网膜

自肝门向下移行至胃小弯和十二指肠上部的双层腹膜结构。可分为左侧的肝胃韧带和右侧肝十二指肠韧带，肝十二指肠韧带内有胆总管、肝固有动脉、肝门静脉。外伤性肝破裂时，压迫小网膜右侧部内的上述管道，可暂时减少肝的出血。

2. 大网膜

由连于胃大弯和横结肠之间的 4 层腹膜构成。胃前、后壁的脏腹膜自胃大弯和十二指肠上部向下延续构成了大网膜的前叶（双层腹膜），下垂至横结肠时，不完全地贴附于横结肠的表面，这一段大网膜前叶又称胃结肠韧带，内含胃网膜左、右血管。活体上，大网膜的下垂部分可移动位置。当腹膜腔内有炎症时，常由于大网膜的粘连、包绕而限制了炎症的扩散。小儿的大网膜较短不易发挥上述作用，故小儿常易患弥漫性腹膜炎。

3. 网膜囊

网膜囊是位于小网膜和胃后方的扁窄间隙，又称小腹膜腔。网膜囊上壁为肝尾状叶及膈；前壁为小网膜、胃后壁和胃结肠韧带；下壁为大网膜的前、后叶返折部；后壁为横结肠及其系膜，以及覆盖胰、左肾、左肾上腺等处的腹膜；左侧壁为脾、胃脾韧带和脾肾韧带。网膜囊右侧借网膜孔与腹膜腔其余部分相通，此孔高度约在第胸 12 至腰 2 的范围内。

网膜囊位置较深，胃后壁穿孔时，胃内容物常局限于囊内，给早期诊断带来一定困难。

4. 网膜孔

网膜孔又称 Winslow 孔，是网膜囊与大腹膜腔之间的唯一通道，成人一般可容 1~2 指通过。孔的前界是肝十二指肠韧带，后界是覆盖下腔静脉前面的壁腹膜，上界是肝尾状叶，下界是十二指肠上部。

（二）系膜

系膜是由脏、壁腹膜互相延续移行而成，是将器官系连固定于腹、盆壁的双层腹膜结构，内含有出入器官的血管、神经及淋巴结等。

1.（小）肠系膜

（小）肠系膜为空、回肠系于腹后壁的双层腹膜结构，呈扇形。附于腹后壁的部分称（小）肠系膜根，它从第 2 腰椎左侧起斜向右下，止于右骶髂关节前方，长约 15 cm，依次跨过十二指肠水平部、腹主动脉、下腔静脉、右侧输尿管和腰大肌。

2. 横结肠系膜

横结肠系膜是将横结肠系于腹后壁的双层腹膜结构。系膜内有中结肠血管、淋巴结、淋巴管和神经等。在胃大部分切除做胃空肠吻合术切开横结肠系膜时，应小心勿伤其内的中结肠动脉。

3. 乙状结肠系膜

乙状结肠系膜是将乙状结肠固定于左下腹部的双层腹膜结构，其内有乙状结肠血管、直肠上血管、淋巴结、淋巴管和神经等。

4. 阑尾系膜

阑尾系膜呈三角形为（小）肠系膜下端延续至阑尾的部分，其游离缘内有阑尾血管、淋巴结、淋巴管和神经等。故阑尾切除时，应从系膜游离缘处结扎血管。

（三）韧带

1. 肝的韧带

肝下方有肝胃韧带和肝十二指肠韧带，肝上方有镰状韧带、冠状韧带和左、右三角韧带。镰状韧带偏中线右侧，脐上腹壁正中切口需向脐方向延长时，应偏向中线左侧，避免伤及肝圆韧带及其中的血管。

2. 脾的韧带

包括胃脾韧带、脾肾韧带和膈脾韧带。胃脾韧带内含胃短血管和胃网膜左血管起始段及脾和胰的淋巴管、淋巴结等，脾切除手术时要避免损伤胃短动脉以免造成大出血。脾肾韧带内有脾血管、淋巴管、神经和胰尾等。脾切除时，需将此韧带切断后才能提出脾。

3. 胃的韧带

包括肝胃韧带、胃脾韧带、胃结肠韧带和胃膈韧带等。

另外，还有膈结肠韧带：可固定结肠左曲并从下方承托脾。

四、腹膜隐窝和陷凹

（一）腹膜隐窝

腹膜除形成韧带、网膜、系膜外，尚在腹膜皱襞与皱襞间、皱襞与肠管间以及肠管与腹后壁腹膜间形成一些隐窝。常见的有十二指肠上隐窝、十二指肠下隐窝。

（二）陷凹

陷凹在骨盆腔由覆盖盆腔脏器的腹膜相互移行形成。男性膀胱与直肠之间有直肠膀胱陷凹，女性膀胱与子宫之间有膀胱子宫陷凹和直肠与子宫之间的直肠子宫陷凹。直肠膀胱陷凹或直肠子宫陷凹是骨盆腔内最低部位，腹膜腔内的渗出物或脓液常聚集于该部。直肠子宫陷凹的底与阴道穹后部紧密相邻，此陷凹积液或积脓时，可从阴道进行穿刺抽液。

五、腹膜腔的间隙

腹膜腔以横结肠及其系膜为界，划分为结肠上区和结肠下区。

（一）结肠上区

结肠上区介于横结肠及其系膜与膈之间，又称膈下间隙。此间隙又被肝分为肝上及肝下间隙。肝上间隙借镰状韧带和左三角韧带分为右肝上间隙、左肝上前间隙和左肝上后间隙。肝下间隙被肝圆韧带及与其相连的部分镰状韧带分为左、右肝下间隙。左肝下间隙又被小网膜和胃分为左肝下前间隙和左肝下后间隙，此外，还有膈下腹膜外间隙，处于膈与肝裸区之间。上述的7个间隙中，任何一个发生脓肿时，均称膈下脓肿，其中以右肝上、下间隙脓肿较为多见。膈下腹膜外间隙常为肝穿刺行肝内胆管造影术进针的部位。

（二）结肠下区

此区主要有十二指肠下半部和十二指肠空肠曲、空肠、回肠、结肠等，其中间隙有4个。

1. 右结肠旁沟

位于升结肠右侧与腹侧壁的壁腹膜之间。向上通向右肝下间隙（肝肾隐窝），向下通向盆腔。

2. 左结肠旁沟

位于降结肠左侧与腹侧壁的壁腹膜之间，向上不与结肠上区相通，向下与盆腔相通。

3. 右肠系膜窦

右肠系膜窦为肠系膜根与升结肠间的三角形间隙，此窦周围几乎是封闭的，如有炎症时，其渗出液往往积聚在局部，形成肠间脓肿或局限性腹膜炎。

4. 左肠系膜窦

左肠系膜窦为肠系膜根与降结肠之间斜方形间隙向下与盆腔相通，因此积液或感染可直接扩散至盆腔。

第五章　细胞和组织的损伤与修复

　　正常的细胞、组织和器官能对不断变化的体内外环境做出及时的反应，表现为代谢、功能和结构的适应性调整，以适应环境的改变，抵御刺激因子的损害。这种适应性反应不仅能保证细胞和组织的正常功能，且能维护细胞、器官乃至整个机体的生存。当细胞和组织不能耐受有害因子的刺激，可引起细胞、组织的损伤。轻度的细胞损伤是可逆的，当刺激因子消除后，受损伤的细胞形态结构和功能仍可恢复正常。严重损伤是不可逆的，最终引起细胞死亡。一种具体的刺激引起细胞发生适应性反应是可逆性损伤或不可逆性损伤，不仅由刺激的性质和强度决定，还与细胞的易感性、分化、血供、营养及以往的状态有关。

第一节　细胞、组织的适应性反应

　　细胞和由其构成的组织、器官对于内外环境中各种有害因子的刺激作用而产生的非损伤性应答反应，称为适应。适应在形态上常表现为肥大、增生、萎缩和化生等。适应是细胞生长和分化受到调整的结果，可以认为是介于正常与损伤之间的一种状态。

一、肥大

　　由于功能增加，合成代谢旺盛使细胞、组织和器官的体积增大，称为肥大。组织和器官的肥大通常是由于实质细胞体积增大所致，也可伴有实质细胞数量的增加。

按性质划分，肥大可分为生理性肥大和病理性肥大；按原因划分，肥大可划分为代偿性肥大和内分泌性肥大。生理状态下，由于局部组织功能与代谢增强而发生的肥大称生理性肥大，如体力劳动者和运动员发达的肌肉、妊娠子宫的增大等；病理性肥大由各种病理原因引起，如高血压或心瓣膜病时，因心肌功能负荷加重引起的心肌肥大，一侧肾切除后对侧肾的肥大等，都属于代偿肥大。由激素作用于效应器引起的肥大称内分泌性肥大，如妊娠期孕激素及其受体激发平滑肌蛋白合成增加而引起的子宫平滑肌肥大等。

二、增生

组织或器官内实质细胞数量的增加，称为增生，常导致组织和器官的体积增大。细胞增生也常伴发细胞肥大。受机体调控的细胞增生随刺激因素的去除而停止，不同于肿瘤细胞的失控性增生。

按性质划分，增生可分为生理性增生和病理性增生。前者是适应生理需要而发生的增生，如妊娠和哺乳期的乳腺上皮增生，月经周期子宫内膜的增生等；后者见于肝细胞损伤后和肾小管上皮坏死后的再生性增生，以及由于雌激素水平升高引起的子宫内膜增生或乳腺增生、缺碘引起的甲状腺滤泡上皮增生等内分泌性增生。

细胞增生通常为弥漫性，增生的组织、器官弥漫，均匀地增大。在激素作用下，甲状腺、前列腺、肾上腺和乳腺常呈结节性增生，可能由于这类器官中靶细胞对激素的作用更敏感，因而在正常组织中形成单个或多发结节。

三、萎缩

发育正常的细胞、组织或器官的体积缩小称萎缩（atrophy），萎缩时除了自身实质细胞体积缩小外，常伴有实质细胞数量减少。组织器官的未发育或发育不全不属于萎缩范畴。萎缩细胞的细胞器减少，以降低细胞对氧和代谢物质的需求，适应降低了的血液供应、神经内分泌刺激和工作负荷。组织器官的实质细胞发生萎缩的同时，常伴有间质的增生，有时使组织、器官的体积比正常还大，称为假性肥大。

（一）分类

萎缩可分为生理性和病理性两类。

1. 生理性萎缩

常与年龄有关，是生命过程中的正常现象。例如青春期胸腺开始萎缩，生殖系统中卵巢、子宫、睾丸在更年期后开始萎缩，老年人几乎所有器官都发生不同程度的萎缩。

2. 病理性萎缩

按病因可分为以下类型。

（1）营养不良性萎缩：营养物质摄入不足、吸收不良或消耗过多引起的萎缩。如结核病、恶性肿瘤、消化道慢性梗阻、糖尿病等，因蛋白质等营养物质过度消耗或摄入不足而引起的全身性营养不良性萎缩，动脉粥样硬化和高血压时，因慢性供血不足可导致脑萎缩及肾萎缩等。

（2）失用性萎缩：因器官组织长期功能和代谢低下所致，如久病卧床，下肢肌肉因长期不活动，功能减退而造成萎缩，又称废用性萎缩。

（3）去神经性萎缩：因运动神经元或轴突损害引起的效应器萎缩，如脊髓灰质炎患者因脊髓前角运动神经元损伤导致所支配的肢体肌肉发生麻痹，而后逐渐萎缩。

（4）压迫性萎缩：器官组织长期受压而导致的萎缩。如尿路阻塞时尿液潴留，可引起肾盂积水压迫肾实质使之萎缩，动脉瘤压迫脊椎引起脊椎萎缩，脑膜瘤引起局部颅骨的萎缩等。压迫性萎缩引起压迫的压力并不需要过大，关键在于持续的时间。

（5）内分泌性萎缩：内分泌功能紊乱（主要为功能低下）可引起相应靶器官的萎缩。如甲状腺功能低下时，皮肤、毛囊、皮脂腺等萎缩；垂体功能低下时，可使甲状腺、肾上腺和性腺等器官萎缩。

（二）病理变化

萎缩的器官体积变小，重量减轻，色泽变深。萎缩的细胞内，细胞器减少，自噬溶酶体增多，细胞内常可见许多未被彻底消化的富含磷脂的细胞器残留小体，即光镜下萎缩细胞胞质内的脂褐素颗粒，尤以心肌细胞和肝细胞内常见。当细胞内脂褐素颗粒明显增多时，整个器官因色泽变深呈棕褐色，称褐色萎缩。

萎缩是一种适应性反应，当损伤原因去除后，萎缩的细胞、组织仍可恢复正常。如病变持续发展，萎缩的细胞可消失。

四、化生

一种分化成熟的细胞或组织转化为另一种分化成熟细胞或组织的过程，称为化生。化生并不是由成熟的细胞直接转化，而是由具有分裂增殖和多向分化能力的幼稚未分化细胞或干细胞分化的结果，可能与干细胞调控分化的基因重新编程有关。化生只发生在同源细胞之间，即上皮细胞之间或间叶细胞之间，如呼吸道的柱状上皮细胞可转变成鳞状上皮细胞，而不能转变为结缔组织的细胞。常见的化生有：

（一）上皮组织化生

1. 鳞状上皮化生

气管和支气管黏膜上皮因慢性刺激损害时（如慢性支气管炎，吸烟等），由鳞状上皮替代假复层纤毛柱状上皮，即鳞状上皮化生。慢性宫颈炎时的宫颈黏膜上皮、慢性胆囊炎时的柱状上皮及肾盂结石时的尿路上皮等均可出现鳞状上皮化生。

2. 腺上皮化生

慢性萎缩性胃炎，胃黏膜上皮转化为肠型黏膜上皮，称为肠上皮化生；胃窦胃体部腺体由幽门腺所取代，则称为幽门腺化生。

（二）间叶组织化生

纤维组织可化生为软骨组织或骨组织，称为软骨或骨化生，如骨化性肌炎时骨组织的形成。化生的生物学意义利害兼有，如呼吸道黏膜上皮鳞状化生后，虽对慢性刺激有了较强抵抗能力，但却减弱了黏膜的自净功能。当病因持续存在时化生的上皮可以恶变，如被覆腺上皮的黏膜可发生鳞状细胞癌，胃黏膜可发生肠型腺癌。

第二节　细胞和组织的损伤

一、损伤的原因及发生机制

引起细胞和组织损伤的原因很多，归纳如下：

（一）缺氧

缺氧是指细胞不能获得足够氧或是氧利用障碍，是引起细胞损伤最常见和最重要的原因。缺氧大致有三方面的原因：①血管性疾病或血栓导致动脉供血和静脉引流障碍，使血供减少或丧失，如缺血；②心肺功能衰竭导致的氧合不足；③血液携氧的能力降低或丧失，如贫血、一氧化碳（CO）中毒。缺氧导致线粒体氧化磷酸化受抑制，腺苷二磷酸（ADP）合成减少，细胞膜钠-钾泵、钙泵功能低下；蛋白合成、脂肪代谢障碍；氧自由基等活性氧类物质增多，从而引起组织细胞损伤。缺氧造成损伤的后果，取决于缺氧的严重程度、持续时间以及体内受累组织和细胞对缺氧的不同耐受性等，例如神经细胞于缺血后数分钟即可死亡，纤维细胞对缺氧的耐受性较长。

（二）生物因素

包括细菌、病毒、真菌、原虫、立克次体和寄生虫等，它们引起组织、细胞损伤的机制不同。细菌通过其释放的内、外毒素引起损伤。病毒可整合入宿主 DNA，扰乱细胞功能，可通过复制繁殖破坏细胞，或通过免疫反应对细胞造成损伤。真菌、原虫、寄生虫等常通过代谢产物、分泌物引起直接损伤或变态反应。

（三）物理因素

包括机械性、高温、低温、电流、射线、激光、超声波、微波、噪声及气压的变化等都可引起范围广泛的细胞和组织损伤。机械性损伤可使组织断裂或细胞破裂；高温使细胞内蛋白质变性；低温能引起血管收缩，血流停滞而致组织缺血，使组织细胞发生冻结损伤；电流通过组织可致烧伤，并直接刺激神经，引起心功能紊乱而致死；电离射线可直接或间接性损伤生物大分子或使细胞内的水电离，产生自由基造成细胞损伤。持续低气压也可因缺氧造成组织细胞的损伤。

（四）化学因素

包括化学物质和药物的毒性作用在内的化学因素，日益成为引起细胞损伤的重要因素。能够与细胞和组织发生反应并且引起细胞损伤的物质称为毒物。由毒物引起的损伤可为全身性损伤（如氰化物中毒），或局部性损伤（如强酸、强碱），或器官特异性损伤（如有机磷、四氯化碳对肝的损害等）。此外，体内的某些代谢产物，如尿素及自由基等，也成为内源性化学性致病因素。化学性损伤和药物损伤细胞的途径包括：直接的细胞毒性作用、代谢产物对靶细胞的细胞毒性作用、诱发免疫性损伤和 DNA 损伤。

（五）其他

食物中某些必需物质如维生素、蛋白质、微量元素等的缺乏或营养过剩都可因营养素失衡而致细胞损伤；变态反应、遗传性缺陷等也可以造成组织细胞损伤。

二、损伤的类型和形态学变化

细胞和组织损伤后，会产生一系列形态和功能改变。首先表现为代谢的变化，然后呈现组织化学和超微结构的变化，最后出现光镜和肉眼可见的形态学改变。根据损伤程度的轻重，可分为可逆性损伤和不可逆性损伤两大类：

(一) 可逆性损伤

可逆性损伤包括变性和物质沉积。变性是细胞物质代谢障碍引起的一类形态学变化，指细胞或细胞间质内出现一些异常物质或正常物质含量显著增多。变性组织、细胞的功能往往降低。病因消除后，大多能恢复正常形态及功能，严重变性可发展为坏死。

(二) 不可逆性损伤

当细胞受到严重损伤，呈现代谢停止、功能丧失不可逆改变时，称为不可逆损伤，也即细胞死亡，可分为细胞坏死与细胞凋亡两种类型。

第三节　损伤的修复

局部组织和细胞损伤后，机体对所形成的缺损进行修补恢复的过程，称修复，修复后可以部分或完全恢复原组织的结构和功能。组织的修复是通过细胞的再生来完成的，因此，修复是以细胞的再生为基础，细胞再生的结果常是损伤组织的修复。

一、再生

组织缺损后，由邻近细胞分裂增殖以恢复原有组织的结构和功能的过程，称再生。

（一）再生的类型

再生分为生理性再生和病理性再生两种类型：

1. 生理性再生

生理过程中，有些细胞、组织不断衰老死亡，由新生的同种细胞不断再生代替，始终保持细胞、组织原有的结构与功能，如血细胞衰老死亡后，骨髓造血干细胞不断产生新的血细胞予以补充，皮肤的表层角化细胞不断脱落，而基底层细胞不断增生、分化予以补充等。

2. 病理性再生

病理情况下，组织、细胞受损后的再生，称病理性再生。病理性再生根据能否恢复原有的结构和功能，又分完全性再生和不完全性再生。如再生修复能完全恢复原有组织结构与功能，称完全性再生；由再生能力较强的结缔组织增生修复，不能恢复原有组织结构与功能，称为纤维性修复，最后形成瘢痕组织，故也称瘢痕修复，属不完全性再生。大多数情况下，机体遭受创伤或疾病时，有多种组织发生损伤，故以上再生、纤维性修复过程常同时存在。

（二）各种细胞的再生能力

机体各种细胞再生能力不一，一般而言，分化程度低，平时易受损伤的组织以及生理过程中经常更新的组织，再生能力较强；反之则较弱。根据细胞再生能力的强弱，可将机体各种细胞分为以下三类。

1. 不稳定细胞

又称为持续分裂细胞，这类细胞再生能力很强。在生理情况下不断地进行着更新，以代替衰亡的细胞。如呼吸道、消化道黏膜被覆细胞、表皮细胞、造血细胞以及泌尿生殖器官黏膜的被覆细胞等。

2. 稳定细胞

又称静止细胞，有潜在再生能力，即长期处于 G_0 期（静止期）的细胞。这类细胞在生理情况下一般较稳定，无明显再生更新现象。一旦受到刺激或损伤后，则表现出较强的再生能力，细胞重新返回增殖周期。属于这类细胞的有各种腺体或腺样器官的实质细胞，如肝、胰、内分泌腺、汗腺、皮脂腺和肾小管上皮细胞等；还有原始间叶细胞及其衍生细胞，如成纤维细胞、内皮细胞、软骨细胞及骨细胞等，间叶细胞还有较强的分化能力。由这些细胞构成的组织损伤后，常发生完全性再生，但如损伤范围较大，也可发生不完全性再生。平滑肌细胞也属于稳定细胞，但一般情况下再生能力较弱。

3. 永久性细胞

又称非分裂细胞，这类细胞基本上无再生能力或再生能力非常微弱。如神经细胞（包括中枢及周围神经的神经节细胞）完全无再生能力，一旦遭受破坏常由胶质细胞增生修复形成胶质瘢痕，但这不包括神经纤维，在神经细胞存活的前提下，受损的神经纤维有着活跃的再生能力。骨骼肌及心肌纤维的再生能力非常微弱，损伤后常由纤维组织增生来修复，最后形成瘢痕。

（三）各种组织的再生过程

1. 被覆上皮的再生

皮肤鳞状上皮损伤后，由损伤边缘的基底细胞层细胞分裂增生进行修补，先形成单层的上皮细胞覆盖缺损表面，然后分化成复层扁平上皮并出现角化，形成典型的鳞状上皮。胃肠黏膜被覆的柱状上皮缺损后，同样由邻近健康的腺颈部上皮细胞再生增殖，沿基底膜向表面推移，逐渐覆盖缺损，初为立方形，然后分化为柱状或纤毛柱状上皮细胞。

2. 腺上皮的再生

腺体上皮损伤后，如基底膜未破坏，残存的上皮细胞分裂补充，可完全性再生修复。如腺体构造被完全破坏，则难以再生，如皮肤附属器汗腺完全破坏后不能再生，仅能以结缔组织代替；但子宫内膜腺和肠腺因结构比较简单，损伤后可从残留处细胞再生。

3. 血管的再生

在组织修复过程中，血管能否再生至关重要，因为再生血管要为修复组织提供足够的营养物质。毛细血管再生以出芽的方式进行。毛细血管内皮细胞肥大、分裂、增生，向外突起形成单层的内皮细胞幼芽，这些幼芽开始为实性条索，在血液冲击下出现管腔，形成新生毛细血管，继而相互吻合构成毛细血管网。增生的内皮细胞逐渐分化成熟，分泌的IV型胶原和纤维连接蛋白等形成基底膜。因新生毛细血管基底膜不完整，内皮细胞间空隙较大，故通透性较高。为适应功能需要，新生毛细血管可进一步分化，形成小动脉或小静脉。较大血管损伤后，必须经手术连接缝合后才能再生愈合。首先吻合处的内皮细胞分裂、增殖、连接，恢复原来内膜结构，离断的肌层由结缔组织再生形成瘢痕性愈合。

4. 纤维组织的再生

纤维组织受损伤后，由成纤维细胞进行分裂、增生。成纤维细胞可由局部静止状态的纤维细胞转变而来，或由未分化的间叶细胞分化而来。幼稚的成纤维细胞体积较大，胞质嗜碱性，两端常有突起，胞核大、淡染，呈椭圆形或梭形，可见1~2个核仁。当成纤维细胞停止分裂后，开始合成并分泌前胶原蛋白与基质，在细胞周围形成胶原纤维，细胞逐渐成熟，细胞及胞核逐渐变小变细长，成为长梭形的纤维细胞。

二、纤维性修复

各种疾病或创伤引起的组织、器官损伤，包括实质细胞和间质细胞的损伤。即使损伤的器官的实质细胞具有再生能力，其修复也不能单独由实质细胞的再生完成，这种修复首先通过肉芽组织增生，溶解、吸收损伤局部的坏死组织及异物，并填补组织缺损，以后肉芽组织转化成胶原纤维为主的瘢痕组织。

（一）肉芽组织

1. 肉芽组织的形态

肉芽组织由新生薄壁的毛细血管以及成纤维细胞构成，伴有炎性细胞浸润，肉眼呈颗粒状、鲜红色、柔软湿润，形似鲜嫩的肉芽得名。因无神经纤维，而没有疼痛。镜下见，由内皮细胞增生形成的实性细胞索及扩张的毛细血管平行排列向着创面垂直生长，以小动脉为轴心，在创伤的表面处互相吻合成袢状弯曲的毛细血管网，并突出于创面。新生毛细血管间有大量增生的成纤维细胞及少量炎性细胞，肉芽组织中一些成纤维细胞的胞质内含有肌细丝，此种细胞除有成纤维细胞的功能外，还有平滑肌的收缩功能，因此称其为肌成纤维细胞。

2. 肉芽组织的功能

①填补伤口及其他组织缺损，或连接断裂的组织；②抗感染保护创面；③机化或包裹坏死组织、血栓、血凝块，及其他异物如虫卵、缝线等。

3. 肉芽组织的演变

肉芽组织在创伤后 2~3 天内即可出现，从体表创口自下而上或从创缘向中心生长，以填补缺损的组织。随着时间的推移，肉芽组织逐渐成熟，炎细胞逐渐减少并消失；间质内水分亦逐渐减少；部分毛细血管管腔闭塞并逐渐消失，部分毛细血管演变为小动脉和小静脉；成纤维细胞产生胶原纤维后，逐渐变为纤维细胞。至此，肉芽组织成熟变为纤维结缔组织，并发生玻璃样变老化为瘢痕组织。

（二）瘢痕组织

1. 瘢痕组织的形态

瘢痕组织是指肉芽组织经改建成熟形成的纤维结缔组织。瘢痕组织内血管较少，纤维细胞少，而胶原纤维增粗且互相融合，平行或交错分布成束，均质红染状即玻璃样变性。外观呈苍白色或灰白色，半透明，质地坚实而缺乏弹性。

2. 瘢痕组织的作用及影响

（1）对机体有利的一面：瘢痕组织的形成，可使损伤的创口或缺损的组织长期牢固地连接起来，并能保持组织器官的完整性及坚固性。

（2）对机体的不利影响：①由于瘢痕组织弹性较差，抗拉力的强度弱，如局部承受过大的压力，可使愈合的瘢痕组织向外膨出，如腹壁瘢痕处因腹压增大可形成腹壁疝，心肌梗死形成的瘢痕向外凸出则形成室壁瘤。②瘢痕组织可发生收缩，可导致有腔器官管腔狭窄、关节活动障碍、器官粘连或硬化等。③少数患者瘢痕组织过度增生形成隆起的斑块，称瘢痕疙瘩。其发生机制不清，一般认为与体质有关。经过较长一段时间后，瘢痕组织内的胶原纤维在胶原酶的作用下，分解吸收，使瘢痕缩小、变软。胶原酶主要来自巨噬细胞、中性粒细胞和成纤维细胞等。

三、创伤愈合

创伤愈合是指机体遭受外力作用后，损伤的组织出现断离或缺损，通过再生进行修复的过程。创伤愈合包括了各种组织的再生和肉芽组织增生、瘢痕形成等，表现出各种过程的协同作用。

（一）创伤愈合的基本过程

1. 伤口的早期变化

为急性炎症反应，伤口局部血管断裂出血并有不同程度的组织坏死，出现炎症反应，表现为充血，浆液渗出及白细胞（主要为中性粒细胞等炎性细胞浸润）游出，故局部红肿。伤口中血液和渗出物内的纤维蛋白原很快凝固，形成的血凝块填充在伤口内，伤口表面干燥形成的痂皮，对伤口有保护作用。

2. 伤口收缩

2~3天后，边缘的整层皮肤及皮下组织向中心移动，于是伤口迅速缩小，直到14天左右停止。伤口收缩的意义在于缩小创面。伤口收缩是由伤口边缘新生的肌成纤维细胞的牵拉作用引起。

3. 肉芽组织增生和瘢痕形成

创伤后第 3 天开始，从伤口底部和边缘长出肉芽组织将伤口填平。第 5~6 天起成纤维细胞产生并分泌胶原纤维与基质，其后 1 周胶原纤维形成十分活跃，以后逐渐缓慢下来。伤后数小时上皮细胞也增生，增生的上皮开始呈单层上皮细胞，覆盖于肉芽组织的表面，当增生上皮完全覆盖伤口表面时，则停止增生，并分化成鳞状上皮。如伤口直径大于 20 cm 时，则再生表皮很难将创口完全覆盖，往往需要植皮。经过上皮增生及肉芽组织的形成，伤口已达初步愈合。随着胶原纤维大量增生，毛细血管及纤维细胞减少，逐渐形成瘢痕组织。

(二) 皮肤和软组织的创伤愈合

根据损伤程度及有无感染，将创伤愈合分为以下两种类型：

1. 一期愈合

见于损伤范围小，组织坏死、出血、渗出物少，创缘整齐，对合严密，无感染的伤口。如皮肤的无菌手术的切口愈合，就是典型的一期愈合。创伤后，伤口内仅有少量血凝块，故炎症反应轻。肉芽组织从伤口边缘长入将创缘连接起来，创缘表皮再生将创口覆盖。1 周左右伤口达临床愈合，可拆除缝线，留下一条线状瘢痕。

2. 二期愈合

见于组织缺损大，创缘不整齐，无法整齐对合或伴有感染的伤口。这种伤口坏死组织多，炎症反应明显，只有在坏死组织被清除，感染被控制后，再生才能开始，并且需要多量的肉芽组织和上皮才能将伤口填平覆盖，所以伤口愈合时间长，形成的瘢痕大。

（三）骨折愈合

骨组织再生能力较强，骨折发生后，可由两断端的骨组织再生修复。经过良好复位及固定的单纯性外伤性骨折，几个月内可完全愈合，恢复正常的结构和功能。骨折愈合过程可分为以下几个阶段。

1. 血肿形成

骨折时因周围组织及骨组织损伤，造成局部血管破裂出血形成血肿。数小时后血肿发生凝固，将两断端连接起来。以后局部出现炎症反应，故外观红肿。渗出的白细胞清除坏死组织，为肉芽组织的长入与机化创造了条件。

2. 纤维性骨痂形成

骨折后 2~3 天，骨外膜及骨内膜处的骨膜细胞增生成为成纤维细胞及毛细血管、炎性细胞构成的肉芽组织，向血凝块中长入，逐渐将其取代，形成质软、局部呈梭形肿胀的纤维性骨痂，或称临时骨痂，将两断端连接起来，但此时的连接并不牢固。此过程需 2~3 周。

3. 骨性骨痂形成

在纤维性骨痂基础上，成纤维细胞逐渐分化为成骨细胞和成软骨细胞。成骨细胞分泌大量的骨基质，沉积于细胞间，成骨细胞逐渐成熟变为骨细胞，形成骨样组织。骨样组织的结构似骨，但无钙盐沉着，以后钙盐沉积变为骨性组织。成软骨细胞也经过软骨化骨过程变成骨性组织，形成骨性骨痂。此时骨折的两断端牢固地结合在一起，但骨小梁排列紊乱，结构较疏松，比正常骨脆弱。故仍达不到正常骨组织的功能要求。此过程需 4~8 周。

4. 骨痂改建

上述骨性骨痂虽达到临床愈合阶段，但根据功能的要求，骨性骨痂还需进一步改建成板层骨。在改建过程中，是通过破骨细胞与成骨细胞的协同作用完成的。破骨细胞可将不需要的骨组织吸收、清除，而成骨细胞可产生新的骨质逐渐加强负荷重的部位，使骨小梁逐渐适应力学排列方向，经过一定时间，可以完全恢复正常骨的结构和功能。

（四）影响创伤愈合的因素

创伤愈合是否完全及时间的长短，除与组织损伤的程度、组织的再生能力、伤口有无坏死和异物，及有无感染等因素有关外，还受机体全身性和局部性因素的影响。影响再生修复的因素包括以下两个方面。

1. 全身因素

（1）年龄因素：婴幼儿及青少年的组织再生能力强，愈合快；老年人因组织、细胞的再生能力弱，愈合慢，可能与老年人血管硬化，血液供应不足有关。

（2）营养状况：各种原因引起的营养不良，特别是蛋白质及维生素等的缺乏时易影响组织的再生。蛋白质缺乏，尤其是含硫氨基酸（如甲硫氨酸、胱氨酸）缺乏时，胶原纤维形成不良，伤口愈合延缓。其他如维生素 C、微量元素锌缺乏也会延缓愈合。因此，给较大手术后患者补充必要的营养，有利于手术后创伤的愈合。

（3）激素或药物的作用：机体的内分泌状态或一些药物对再生修复有重要影响。如垂体的促肾上腺皮质激素及肾上腺糖皮质激素，能抑制炎症的渗出、巨噬细胞的吞噬及肉芽组织的形成，且能加速胶原纤维分解，故在炎症创伤愈合过程中要慎重使用此类激素。某些药物，如青霉胺能抑制结缔组织的再生及胶原的合成。

2. 局部因素

局部很多因素可影响局部组织或细胞的再生，常见的局部因素有下列几种：

（1）感染与异物：伤口感染时，局部渗出物多，伤口张力大易使伤口裂开；细菌毒素、酶可引起组织坏死及胶原纤维与基质溶解，使感染扩散，致伤口愈合延缓。异物（如死骨片、丝线、纱布等）既是一种刺激物，同时也加重炎症反应，只有对异物清除后，伤口才能愈合。

（2）局部血液供应：局部血液供应良好能保证组织再生所需的氧和营养，同时也有利于对坏死组织的吸收及控制局部感染，反之则影响愈合。

（3）神经支配：局部神经受到损伤时，因神经营养不良可导致局部受累组织难以愈合。如麻风引起的溃疡不易愈合。自主神经损伤，血管的舒缩调节失衡使血液循环障碍，也不利于再生修复。

骨折愈合时，上述影响创伤愈合的全身及局部因素对骨折愈合都起作用。如骨折断端间有异物或有其他组织嵌塞，断端活动、对位不良等，也会影响骨折的愈合。

机体从受损到康复是个连续而复杂的生物学过程，其中某些环节起着十分重要的作用，随着高新生物技术在医学领域的广泛应用，人们对创伤与修复的探索已深入到分子与基因水平，在不断揭示奥秘的同时，促进了临床治疗的进步。

机体适应性变化包括肥大、增生、萎缩及化生。肥大和增生可为生理性、病理性、代偿性和内分泌性；萎缩一般属于病理性的；化生是一种分化成熟细胞类型被另一种分化成熟细胞类型所取代，以鳞状上皮化生和肠上皮化生常见。

可逆性损伤的形态学变化为变性，是细胞和（或）细胞间质出现异常物质或正常物质过度蓄积，包括细胞水变性、脂肪变性、玻璃样变性；病理性钙化系骨骼和牙齿之外组织钙盐沉积，分营养不良性钙化和转移性钙化；病理性色素沉着指病理情况下细胞或间质色素增多。

不可逆性损伤包括细胞坏死和凋亡。坏死是活体局部组织细胞的死亡，包括凝固性坏死、液化性坏死、纤维蛋白样坏死和坏疽。坏疽分为干性、湿性和气性。凋亡是活体局部组织单细胞死亡形式，在机制、诱因等多方面与坏死不同。

损伤修复是机体对所形成的缺损进行修补恢复的过程，包括细胞再生和纤维性修复。在组织缺损修复过程中，根据受损组织再生能力的不同，既有细胞再生的完全修复，也有肉芽组织参与的不完全修复，大多种情况下，上述两种修复常同时存在，对于丧失再生能力的组织细胞，则完全依赖于纤维性修复。

第六章　局部血液循环障碍

机体通过血液循环不断地向组织和器官输送氧和各种营养物质，同时运走组织中的二氧化碳和各种代谢产物，正常的血液循环是维持机体正常新陈代谢及内环境稳定的重要保证。一旦血液循环发生障碍，就会导致相应组织或器官的功能、代谢异常和形态结构改变，并出现各种临床表现，严重者甚至导致机体死亡。血液循环障碍分为全身性和局部性两种，它们之间既有联系又有区别。全身性血液循环障碍见于心力衰竭、休克等情况。局部性血液循环障碍则发生于个别器官和组织，主要表现有充血、出血、血栓形成、栓塞和梗死等。局部血液循环障碍是疾病的重要基本病理改变，常出现在许多疾病过程中。

第一节　充血和瘀血

一、充血

局部组织或器官由于动脉血输入量增多而发生的充血，称为动脉性充血，又称主动性充血，简称充血。充血是一个主动过程。

（一）原因及类型

凡能引起细小动脉扩张的任何原因，都可引起局部组织和器官的充血。

细小动脉扩张是神经体液因素作用于血管，使血管舒张神经兴奋性增高或血管收缩神经兴奋性降低的结果。常见的充血可分为：

1. 生理性充血

为适应组织器官的生理需要或机体代谢增强而发生的充血，称之为生理性充血，如进食后的胃肠道黏膜充血，运动时的骨骼肌充血以及情绪激动时的面颈部充血，妊娠时的子宫充血等。

2. 病理性充血

指各种病理情况下的充血。在炎症早期，由于致炎因子的作用引起神经轴索反射和血管活性胺的作用使细小动脉扩张导致局部充血，称为炎症性充血。当局部组织或器官长期受压（如绷带包扎肢体或腹水压迫腹腔器官），一旦压力突然解除，受压组织、器官内的细小动脉发生反射性扩张引起的充血，称为减压后充血。缺血组织周围吻合支动脉扩张引起的充血称为侧支性充血，这种充血常具有代偿意义，可不同程度地改善局部组织的血液供应。

（二）病理变化及后果

充血的器官或组织体积轻度增大，因动脉血量增加，组织呈鲜红色，温度升高。镜下见局部组织内小动脉和毛细血管扩张。

充血是短暂的血管反应，原因消除后，局部组织即恢复正常，不遗留不良后果，对机体无重要影响。充血时局部血液循环加快，氧和营养物质增多，促进物质代谢，使组织器官的功能增强，因此，在多数情况下充血对机体是有利的，但是在患有动脉粥样硬化等疾病的基础上，如因情绪激动等可导致脑血管破裂、出血，造成严重后果。

二、瘀血

局部组织或器官由于静脉血液回流受阻使血液淤积于小静脉和毛细血管内而发生的充血，称为静脉性充血，又称被动性充血，简称瘀血。瘀血远较动脉性充血多见，具有重要的病理和临床意义。瘀血是一个被动过程。

（一）原因

瘀血的原因很多，可归纳为以下三类：

1. 静脉受压

静脉受压使其管腔发生狭窄或闭塞，血液回流受阻可导致相应部位的器官和组织发生瘀血。如妊娠子宫、肿瘤、炎症包块等均可压迫局部静脉引起瘀血；肠套叠、肠扭转和肠疝可使肠系膜静脉受压引起局部肠壁瘀血。

2. 静脉腔阻塞

如静脉内血栓形成、栓塞可阻碍静脉血液回流，导致局部瘀血；但由于静脉的分支多，只有当静脉腔阻塞而血流又不能充分地通过侧支回流时，才发生静脉性充血。

3. 心力衰竭

心瓣膜病、原发性高血压或心肌梗死等引起左心衰竭时，可导致肺瘀血；肺源性心脏病等引起右心衰竭时，可导致体循环瘀血。

（二）病理变化

瘀血的组织和器官，由于血液的淤积而体积增大。由于血流缓慢，血液中氧消耗过多，使氧合血红蛋白减少，脱氧血红蛋白增多，故局部呈暗红色，如发生在皮肤、黏膜则呈紫蓝色，称为发绀。发生于体表部位的瘀血，由于局部血流淤滞，毛细血管扩张，使得散热增加，该处的体表温度降低。镜下见，瘀血的组织内小静脉、细静脉及毛细血管扩张，管腔内充满血液，有时还伴有组织水肿。由于局部血液氧分压降低，器官和组织相对缺氧，代谢功能可因而减弱。

（三）后果

瘀血的后果取决于组织或器官的性质、瘀血的程度、瘀血发生的速度（急性或慢性）以及侧支循环建立的状况等因素。全身性瘀血影响许多重要器官的功能，可出现相应的功能障碍（如肾、肝、肺），局部性瘀血则主要影响局部器官的功能。长期瘀血可以引起以下后果：

1. 水肿及积液

瘀血导致毛细血管内流体静压升高及组织慢性缺氧，血管壁受损、通透性增高，血管内的液体漏出，潴留在组织内引起瘀血性水肿。这种液体含蛋白质少，细胞数目少，称为漏出液。漏出液也可以潴留于浆膜腔形成积液。

2. 出血严重

瘀血时，组织重度缺氧，血管壁的通透性明显增高，红细胞也可漏出，发生瘀血性出血。

3. 实质细胞损伤

长期瘀血引起组织的氧和营养物质供应不足及代谢产物堆积，可使实质细胞发生萎缩、变性，甚至坏死。

4. 间质纤维组织增生

由于长期瘀血，实质细胞萎缩消失，氧化不全的代谢产物堆积，刺激间质纤维组织增生，加上组织内网状纤维胶原化，使瘀血的组织、器官质地变硬，称为瘀血性硬化。

（四）重要器官的瘀血

临床上常见且重要的器官瘀血为肺瘀血和肝瘀血，其主要病理变化如下：

1. 肺瘀血

常见于左心衰竭，因左心压力增高，肺静脉回流受阻而造成。肉眼观，肺体积增大，重量增加，呈暗红色，质地较实，切面可有暗红色或淡红色泡沫状液体流出。镜下见，肺细小静脉及肺泡壁毛细血管高度扩张充血，肺泡壁增厚，部分肺泡腔内充满水肿液，其内可见少量红细胞和巨噬细胞。随着病变的发展，红细胞被巨噬细胞吞噬，血红蛋白转变为含铁血黄素。此时在肺内出现的吞噬有含铁血黄素的巨噬细胞，称为心力衰竭细胞。心力衰竭细胞可见于肺泡腔内、肺间质内，也可出现于患者的痰内。

长期严重的慢性肺瘀血，肺间质纤维组织增生，使肺质地变硬，加上含铁血黄素的沉积，肺肉眼呈棕褐色，称为肺褐色硬化。肺瘀血患者临床上可出现呼吸困难、发绀、咳粉红色泡沫样痰等症状，肺部听诊可闻及湿性啰音。

2. 肝瘀血

常见于右心衰竭，因肝静脉回流受阻而造成。肉眼观，肝脏体积增大，重量增加，包膜紧张。急性瘀血时肝脏呈暗红色，慢性瘀血时肝脏切面呈红色（瘀血区）与黄色（脂肪变性区）相间的花纹状结构，状似槟榔的切面，称为槟榔肝。镜下见，肝小叶中央静脉及其附近的肝窦高度扩张瘀血，肝小叶中央静脉周围的肝细胞发生萎缩甚至消失，肝小叶周边的肝细胞可发生脂肪变性。

长期的慢性肝瘀血，由于肝组织缺氧，肝细胞坏死，肝内纤维组织增生，使肝质地变硬，称为瘀血性肝硬化。临床上患者可有肝区疼痛或压痛等症状。

第二节　出　血

血液自心、血管腔逸出的现象称为出血。血液流向体内（体腔或组织间隙）的出血，称为内出血；血液直接（如体表外伤引起的出血）或者间接（如肺出血经支气管、气管咯出）流出体外的出血，称为外出血。

一、类型

出血有生理性出血和病理性出血。前者如正常月经的子宫内膜出血；后者可由血管自身病变或出血性疾病等引起。按血液逸出的机制可将出血分为破裂性出血和漏出性出血两种。

（一）破裂性出血

由心脏或血管壁破裂引起，血液通过心、血管的破裂口直接流出。主要原因有：血管各种机械损伤，如割伤，刺伤等；心、血管壁病变，如动脉瘤、室壁瘤破裂等；血管壁周围病变侵蚀，如肿瘤、胃及十二指肠溃疡等对血管壁的侵蚀。

（二）漏出性出血

由于血管壁的通透性增高，导致血液通过扩大的内皮细胞间隙和受损的血管基底膜而漏出于管腔外。主要原因有：瘀血和缺氧；严重的感染和中毒；过敏反应；维生素 C 缺乏；血液性质的改变等。

二、病理变化

内出血可发生于体内任何部位，血液积聚于体腔内者称为体腔积血，如胸腔、腹腔和心包腔积血等；体腔内可见血液或凝血块。发生于组织内的出血，量大时形成血肿，如脑血肿、皮下血肿等；量少时仅镜下始能察觉，在组织内有多少不等的红细胞或含铁血黄素的存在。皮肤、黏膜、浆膜的少量出血在局部形成瘀点；较大的出血灶形成瘀斑；介于瘀点和瘀斑之间的，称为紫癜。红细胞被巨噬细胞吞噬，血红蛋白呈紫红色，随后转变为胆红素呈蓝绿色，最后成为棕黄色的含铁血黄素，因此皮肤、黏膜出血局部颜色呈现典型的程序性变化：紫红色-蓝绿色-棕黄色。

呼吸道出血由口腔咳出者称为咯血；消化道出血经过口腔排出者称为呕血、经过粪便排出者称为便血。上消化道出血的血液经消化液作用后呈黑色，因此可出现黑便（也称柏油样便）。泌尿道出血经尿液排出者称为血尿。

三、后果

出血的后果取决于出血量、出血速度和出血部位。漏出性出血过程比较缓慢、出血量较少时，一般不会引起严重后果；漏出性出血广泛时，如肝硬化时因门静脉高压发生的广泛性胃肠黏膜漏出性出血，可因一时的多量出血导致出血性休克。破裂性出血的出血过程迅速，如在短时间内丧失循环血量的20%~25%时，即可发生出血性休克。发生在重要器官的出血，即使出血量不多，亦可致命，如心脏破裂引起心包内出血，由于心包填塞，可导致急性心功能不全；脑出血，尤其是脑干出血，可因重要神经中枢受压致死。局部的出血，可导致相应的功能障碍，如脑内囊出血引起对侧肢体偏瘫，视网膜出血引起视力减退或失明。慢性出血可引起贫血。

一般的进行缓慢的破裂性出血，多可自行停止。其机制是局部受损的细动脉发生痉挛，小静脉形成血栓，从而阻止血液继续流失。流入体腔或组织内的血液，久后可被吸收、机化或包裹。

第三节 血栓形成

在活体的心脏和血管内，血液发生凝固或血液中的某些有形成分析出、凝集形成固体质块的过程，称为血栓形成，所形成的固体质块称为血栓。

血液中存在着相互拮抗的凝血系统和抗凝血系统（纤维蛋白溶解系统）。在生理状态下，血液中的凝血因子不断地被激活，从而产生凝血酶，形成微量纤维蛋白，沉着于血管内膜上，但这些微量的纤维蛋白又不断地被激活了的纤维蛋白溶解系统所溶解，同时被激活的凝血因子也不断地被单核-巨噬细胞系统所吞噬。上述凝血系统和纤维蛋白溶解系统的动态平衡，既保证了血液有潜在的可凝固性又始终保证了血液的流体状态。然而，有时在某些能促进凝血过程的因素作用下，打破了上述动态平衡，触发了凝血过程，血液便可在心血管腔内凝固，形成血栓。

一、血栓形成的条件和机制

血栓形成是血液在流动状态下因一定条件（血小板被活化、凝血因子被激活等）作用而发生的凝固，包括血小板析出、凝集和血液凝固两个基本过程。其形成条件主要有以下三个方面：

（一）心血管内膜损伤

正常的心血管内膜光滑，使血小板不易黏附，同时心血管内皮细胞具有一系列的防止血液在心血管内凝固的功能，如抗凝血物质可抗血小板黏集。因此，完整的心血管内皮是防止血栓形成的重要因素。心血管内膜损伤是血栓形成的最重要和最常见的原因。内膜损伤导致内皮细胞变性、坏死及脱落，内皮下胶原暴露，激活血小板和凝血因子Ⅻ，启动内源性凝血途径，同时促使血小板易于黏附在损伤的内皮表面，黏附的血小板可释放出内源性 ADP，促使更多的血小板黏附及凝集，并使血小板发生释放反应，释放出多种促凝物质，促进凝血过程。此外，损伤的内皮还可释放组织因子，启动外源性凝血途径，引起血液凝固，形成血栓。

引起心血管内膜损伤的因素很多，包括各种物理、化学和生物性因素，如高血压时对血管的机械冲击力、烟草中的尼古丁、细菌、毒素及免疫复合物等均可损伤心血管内膜引发血栓形成。临床上心血管内膜局部受损的常见疾病有风湿性心内膜炎、感染性心内膜炎、动脉或静脉内膜炎、动脉粥样硬化和心肌梗死等，在内膜损伤部位可引起血栓形成。

（二）血流状态的改变

由于比重的关系，在正常流速和正常流向的血液内，处于层流状态，红细胞和白细胞在血流的中轴（轴流），其外是血小板，流动得较红、白细胞缓慢，最外层是血浆带（边流）。血浆将血液的有形成分和血管壁隔绝，阻止血小板和内膜接触。当血流缓慢或血流产生漩涡时，血小板得以进入边流，增加了和血管内膜接触的机会，血小板粘连于内膜的可能性必然增大。此外，血流缓慢和血流产生漩涡时，被激活的凝血因子和凝血酶能在局部达到凝血过程所必需的浓度。尽管在光学显微镜下，血流缓慢并不造成可以察觉的内膜变化，但电镜下却可发现血流缓慢、严重缺氧时，内皮细胞胞质出现空泡，最后整个细胞变成无核结构的物质，由此不难推论，内皮细胞的变性坏死，不但丧失了上述的抗凝血因子的合成和分泌，而且内皮下胶原也得以暴露于血流，这样，即可触发内源性和外源性凝血途径。不少事实表明血流缓慢是血栓形成的重要因素，例如静脉发生血栓约比动脉发生血栓多4倍，静脉血栓常发生于久病卧床的患者和静脉曲张的静脉内等。静脉比动脉容易发生血栓，除了血流缓慢因素外，还因静脉有静脉瓣，静脉瓣内的血流不但缓慢，而且呈漩涡，因此静脉血栓形成往往以瓣膜囊为起始点；此外，静脉不似动脉那样随心脏搏动而舒张，其血流有时甚至可出现短暂的停滞；静脉壁较薄，容易受压；血流通过毛细血管到静脉后，血液的黏性有所增加等因素。心脏和动脉内的血流快，不易形成血栓，但在血流较缓和出现漩涡时，也会有血栓形成，如二尖瓣狭窄时左心房血流缓慢并出现漩涡，动脉瘤内的血流呈漩涡状流动，这时均易并发血栓形成。

(三) 血液凝固性增强

血液中的血小板增多、黏性增加，凝血因子增多，或纤维蛋白溶解系统活性降低，均可使血液的凝固性增高，易于血栓形成。临床上可见于严重创伤、产后或大手术后，由于严重失血，血液中补充了大量幼稚的血小板，其黏性较大，易发生黏集；同时纤维蛋白原、凝血酶原以及凝血因子Ⅵ、Ⅶ等的含量也相应增多，易形成血栓。某些恶性肿瘤（如肺癌、乳腺癌、肾癌及前列腺癌等）可释放大量组织因子入血，激活机体的外源性凝血途径，导致多发性血栓形成。另外，吸烟、妊娠、动脉粥样硬化、高脂血症及肥胖症等也可引起血小板增多和黏性增加。

血栓形成往往是上述几个因素综合作用的结果。各因素之间相互影响，在不同情况下，往往是其中某一因素起主要作用。例如手术后卧床、创伤、晚期癌全身转移时的血栓形成，既由于血液的凝固性增加，又由于静卧时血流缓慢和下肢静脉（尤其是腓肠肌内的静脉）受压。

二、血栓形成过程及血栓的形态

无论心或动脉、静脉内的血栓，其形成过程是从血小板黏附于内膜损伤后裸露的胶原开始的。当血小板黏附于内膜损伤处时，血小板被激活，发生变形，释放出大量的内源性 ADP，合成血栓素 A_2，两者共同作用于血流中的血小板，促进更多血小板不断地在局部黏集，形成血小板黏集堆。最初的血小板黏附是可逆的，可以被血流冲走，但当机体的凝血途径启动后，在凝血酶作用下产生大量纤维蛋白，后者再与受损内膜基质中的纤维连接蛋白结合，使黏集的血小板牢固地黏附于受损血管内膜表面。此时血小板不再离散，形成灰白色的血小板血栓，并作为血栓的起始点。此后血栓的发展以及血栓的形态、组成和大小则取决于血栓发生的部位和局部血流速度等因素。

血栓可分为以下几种类型：

（一）白色血栓

由于心血管内膜损伤，血小板黏附聚集于受损的血管内膜处，并不断增大而形成。

肉眼呈灰白色小结节状或者赘生物状，表面粗糙有波纹，质硬，与心血管壁紧密黏着不易脱落。镜下白色血栓主要由血小板及少量的纤维蛋白构成。

白色血栓多见于血流较快的心腔和动脉内，如风湿性心内膜炎瓣膜上的赘生物。在静脉血栓中，白色血栓位于血栓的起始部，即构成静脉延续性血栓的头部。

（二）混合血栓

白色血栓的体积进一步增大，引起血管腔狭窄，使其下游的血流变慢并发生涡流，导致一个新的血小板堆的形成。如此反复进行，血小板黏附形成分枝状或不规则的珊瑚状突起，称为血小板梁。在血小板梁之间血流变慢，凝血因子浓度增高，使血液发生凝固，纤维蛋白形成网状结构，网内充满大量红细胞。这种由血小板梁（白色）及血小板梁间的红细胞（红色）层层交错构成的血栓称为混合血栓或层状血栓，成为静脉延续性血栓的体部。

混合血栓肉眼呈灰白色和红褐色相间的层状结构，表面粗糙，干燥，与血管壁粘连。镜下主要由粉红色无结构的分支状（珊瑚状）血小板梁及充填于血小板梁间纤维蛋白网中的红细胞组成，血小板梁边缘可见中性粒细胞附着。发生于主动脉瘤内和心肌梗死区内膜处的混合血栓常不堵塞管腔，可称为附壁血栓。

（三）红色血栓

当混合血栓逐渐增大并阻塞血管管腔时，血栓下瘀血流极度缓慢甚至停滞，血液发生凝固，形成暗红色凝血块，称为红色血栓。构成延续性血栓的尾部。

红色血栓肉眼呈暗红色，新鲜时湿润，有一定的弹性，经过一段时间后，由于水分被吸收，变得干燥、易碎、失去弹性，容易脱落进入血流造成血栓栓塞。镜下见纤维蛋白网中充满红细胞。

（四）透明血栓

发生于微循环血管内，主要见于毛细血管，只能通过显微镜才能观察到，故又称微血栓。镜下主要由均匀粉染的纤维蛋白构成，又称纤维素性血栓。常见于弥散性血管内凝血（DIC）。

三、血栓的结局

（一）溶解、吸收或脱落

血栓形成后，血栓内的纤维蛋白溶解酶和白细胞崩解释放出的蛋白水解酶，可使血栓软化并发生溶解，小的新鲜血栓可被完全溶解吸收，而较大的血栓只能被部分溶解，在血流冲击下，整个或部分血栓脱落进入血流，随血流运行阻塞其他部位的血管，造成血栓栓塞。

（二）机化与再通

血栓形成后的1~2天，在血栓附着处的血管壁开始有肉芽组织形成，逐渐长入并取代血栓，此过程称为血栓机化。较大的血栓完全机化约需两周左右。机化的血栓和血管壁紧密相连，不易脱落。

在机化过程中，血栓发生收缩及部分溶解，血栓内部或血栓与血管壁之间出现裂隙，血管内皮细胞长入并被覆于裂隙表面形成新的血管腔，这些管腔相互吻合沟通，使已被阻塞的血管腔重新恢复血流，这一过程称为再通。

（三）钙化

如血栓不能被溶解吸收或完全机化时，钙盐可在血栓内沉积，完全钙化的血栓质硬如石，如发生在静脉内称为静脉石。

四、血栓对机体的影响

血栓形成对机体的影响分为有利和不利两个方面。血栓形成可以对破裂的血管起到止血的作用，如在某些病变情况下（如胃和十二指肠溃疡或肺结核空洞），其病变处血管被侵蚀后，局部血管内的血栓形成，可以防止大出血的发生。炎症病灶周围的小血管内血栓形成，可以防止病原体蔓延扩散。这些是对机体有利的方面。

但在多数情况下，血栓对机体有不同程度的不利影响，影响的严重程度与血栓的部位、大小、阻塞管腔的程度以及侧支循环建立等情况有关。

（一）阻塞血管

动脉血栓形成未完全阻塞血管腔时，可导致局部器官和组织缺血，引起组织细胞萎缩或变性；如完全阻塞动脉管腔，且未能建立有效的侧支循环，则可引起局部组织坏死（梗死），如脑动脉血栓形成引起的脑梗死，冠状动脉血栓形成引起心肌梗死，血栓闭塞性脉管炎引起患肢坏疽等。静脉血栓形成后，若未能建立有效的侧支循环，则引起局部瘀血、水肿、出血，甚至坏死，如肠系膜静脉血栓可导致出血性梗死；肢体浅表静脉血栓，由于静脉有丰富的侧支循环，通常不引起临床症状。

（二）栓塞

在血栓未与血管壁牢固黏着之前，血栓的整体或部分可以脱落，形成栓子，随血流运行，引起栓塞。如栓子内含细菌，可引起栓塞组织的败血性梗死或栓塞性脓肿。

（三）心瓣膜变形

心瓣膜血栓机化，可引起瓣膜粘连，造成瓣膜狭窄，如在机化过程中纤维组织增生而后瘢痕收缩，可造成瓣膜关闭不全，见于风湿性心内膜炎和亚急性细菌性心内膜炎。

（四）微循环的广泛性微血栓形成

即 DIC 时，凝血因子和血小板大量消耗，造成血液的低凝状态，可引起全身广泛性出血和休克。

第四节　栓　塞

在循环血液中出现不溶于血液的异常物质，随血液运行阻塞血管腔的现象，称为栓塞。阻塞血管的异常物质称为栓子。栓子可以是固体、液体或气体。其中最常见的是血栓栓子，其他物质如脂肪、空气和羊水等也可以作为栓子引起栓塞。

一、栓子运行途径

栓子运行的途径一般与血流方向一致，最终阻塞于口径与其大小相当的血管。来自不同血管系统的栓子，其运行途径不同。

左心和大循环动脉内的栓子，最终嵌塞于口径与其相当的动脉分支；大循环静脉和右心内的栓子，栓塞肺动脉干或其分支；肠系膜静脉的栓子，引起肝内门静脉分支的栓塞。在有房间隔或室间隔缺损者，心腔内的栓子可由压力高的一侧通过缺损进入另一侧心腔，再随动脉栓塞相应的动脉分支，称为交叉性栓塞。

罕见的情况下可发生栓子逆向运行，即下腔静脉内的栓子，由于胸、腹腔内压骤然剧增（如咳嗽、呕吐），可逆血流方向栓塞下腔静脉所属的分支，称逆行性栓塞。

二、栓塞的类型及其对机体的影响

根据栓子的种类不同，栓塞可分为以下几种类型：

（一）血栓栓塞

由血栓或者血栓一部分脱落引起的栓塞，称为血栓栓塞。它是各种栓塞中最常见的一种，占栓塞的 99%。由于血栓栓子的来源、大小、数目、栓塞的部位和侧支循环的建立情况不同，对机体的影响也不尽相同。

1. 肺动脉栓塞

引起肺动脉栓塞的血栓栓子 95% 以上来自下肢深部静脉，特别是腘静脉、股静脉和髂静脉，偶尔来自盆腔静脉、子宫静脉等。根据栓子的大小不同，对机体造成的影响也不同。

如果栓子较小且栓塞肺动脉的少数小分支，一般不产生严重后果，因为肺具有肺动脉和支气管动脉的双重血液供应，当肺动脉小分支阻塞时，相应的肺组织可以通过支气管动脉得到血液供应。但是，如果栓塞前肺已有严重瘀血，因肺循环内的压力增高，与支气管动脉之间的侧支循环难以建立，则可引起肺组织坏死（肺出血性梗死）。如果栓子体积较大，栓塞于肺动脉主干或大分支，或者血栓栓子数量较多并广泛栓塞于多数肺动脉分支时，患者可出现气促、发绀、休克等症状，甚至急性呼吸循环衰竭而猝死。巨大的血栓栓子主要来源于下肢静脉，有时来自右心附壁血栓。特别长的栓子可形成骑跨性栓塞阻塞左右肺动脉干。

肺动脉栓塞引起猝死的具体机制目前仍不完全清楚。一般认为肺动脉主干或大分支栓塞时，肺动脉反射性收缩和血栓栓子内血小板释出的5-羟色胺引起的支气管和肺泡导管痉挛和肺动脉、心冠状动脉、支气管动脉痉挛，因而引起急性右心衰竭及窒息，导致猝死。

2. 体循环的动脉栓塞

引起动脉系统栓塞的血栓栓子，大多来自左心及动脉系统。如亚急性感染性心内膜炎时心瓣膜上的赘生物、二尖瓣狭窄时左心房的附壁血栓以及动脉粥样硬化溃疡或动脉瘤的附壁血栓。动脉栓塞的部位以下肢、脑、肾、脾为常见。动脉栓塞后局部组织是否发生坏死与栓子的大小、栓塞的部位以及局部侧支循环建立的情况有关。当栓塞动脉缺乏有效的侧支循环时，局部组织可发生缺血性坏死（梗死）。上肢动脉吻合支丰富，肝脏有双重血液供应，故很少发生梗死。

（二）脂肪栓塞

循环血流中出现脂肪滴并阻塞血管，称为脂肪栓塞。常见于长骨骨折、严重脂肪组织挫伤或烧伤。骨髓或脂肪组织的脂肪细胞破裂，脂肪游离形成脂滴，脂滴通过破裂的静脉血管进入血流，引起栓塞。脂肪栓子从静脉进入右心，再到达肺引起肺动脉脂肪栓塞。有时脂肪滴（直径小于$20\mu m$）可通过肺泡壁毛细血管经肺静脉进入动脉系统，引起体循环动脉系统栓塞，如脑、肾、皮肤等处的栓塞。

脂肪栓塞的后果，取决于栓塞的部位和脂滴的多少。少量脂滴入血，可由巨噬细胞吞噬或被血液中的脂酶分解清除，对机体无不良影响。如大量的脂滴（9~20g）或较大的脂滴进入肺循环，致肺部75%以上的肺血液循环受阻，可引起急性右心功能衰竭甚至死亡。脂滴还可损伤肺小血管内皮细胞，使血管通透性升高，引起肺水肿，严重时影响气体交换导致呼吸困难、窒息和死亡。

(三) 气体栓塞

大量气体进入血流或原溶解于血液中的气体迅速游离，形成气泡并阻塞心血管管腔，称为气体栓塞。

1. 空气栓塞

多因静脉受损破裂，外界空气通过破裂口进入血流所致。常见于头颈部、胸壁和肺手术或创伤致颈静脉、锁骨下静脉和胸腔内大静脉损伤时。当吸气时胸腔负压增高，静脉内也呈负压，大量空气可由破裂处进入静脉管腔，并随血流到达右心；在分娩或流产时，由于子宫强烈收缩，子宫腔内压力升高可将空气挤入开放的子宫静脉内并随血流到达右心。空气栓塞还可以发生在加压输液、人工气胸等医疗操作的意外事故中。

少量空气进入血液，可被溶解，不引起严重后果。大量空气（多于100mL）快速入血，随血流进入右心，因为心脏搏动，气体与血液在右心内被搅拌成可压缩的泡沫血。由于气泡具有可压缩性，随心脏的收缩与舒张而被压缩或膨胀，不易排出，阻碍静脉血液回流和向肺动脉输出血液，造成严重的循环障碍。此时，患者出现呼吸困难、重度发绀，甚至猝死。部分气泡可进入肺动脉，引起肺动脉分支栓塞。体积较小的气泡还可以通过肺泡壁毛细血管进入左心和体循环的动脉系统，引起体循环系统一些器官的栓塞。

2. 氮气栓塞

主要见于潜水员从深海迅速浮出水面或飞行员在机舱未密封的情况下从

地面快速升空时，因此又称为减压病和沉箱病。当从高气压环境急速进入常气压或者低气压环境时，原已溶解于血液中的气体（包括氧气、二氧化碳和氮气）迅速游离，其中氧气和二氧化碳很快被溶解或经肺呼出，而氮气溶解缓慢，可在血液内形成无数气泡，造成广泛性气体栓塞，可引起局部症状，如关节、肌肉疼痛等。

（四）羊水栓塞

羊水栓塞是分娩过程中一种罕见但十分严重的并发症。在分娩过程中，如羊膜破裂，尤其又有胎儿头阻塞阴道口时，子宫强烈收缩，宫腔内压增高，可将羊水挤入子宫壁破裂的静脉窦，羊水随血流进入母体的体循环静脉系统，经右心到达肺动脉，在肺动脉分支及肺泡壁毛细血管内引起羊水栓塞。少量羊水成分可以通过肺泡壁毛细血管到达左心，并引起心、肾、脾、脑等体循环器官的栓塞。

本病发病急，常在分娩过程中或分娩后短时间内发生。产妇突然出现呼吸困难、发绀、休克，甚至死亡。其发生机制一般认为与羊水中的血管活性物质使母体发生过敏性休克、DIC 等有关。在显微镜下见到肺动脉小分支及肺泡壁毛细血管中有羊水成分，如角化的鳞状上皮、胎毛、胎脂、黏蛋白及胎粪等，据此可以作为诊断羊水栓塞的依据。

（五）其他栓塞

恶性肿瘤细胞侵入血管和淋巴管造成肿瘤细胞栓塞，可引起恶性肿瘤转移；细菌或真菌团、寄生虫及其虫卵侵入血管发生栓塞，可引起病变的扩散。

第五节 梗 死

机体局部组织器官因血流阻断而引起的缺血性坏死，称为梗死。

一、梗死的原因和形成条件

任何能造成血管管腔阻塞，导致组织血液供应阻断和缺血的原因均可引起梗死。

（一）原因

1. 血栓形成

是梗死的最常见原因，如冠状动脉和脑动脉粥样硬化继发血栓形成可引起心肌梗死和脑梗死，趾、指的血栓闭塞性脉管炎可引起趾、指梗死（坏疽）等。

2. 动脉栓塞

也是梗死的常见原因，多见于血栓栓塞。常可引起肾、脾、脑和肺的梗死。

3. 血管受压闭塞

当动脉受到压迫（如肿瘤）时，管腔闭塞，可引起局部组织缺血、缺氧而坏死。在肠扭转、肠套叠时肠系膜动脉和静脉均受压迫而引起肠梗死，卵巢囊肿蒂扭转及睾丸扭转时血管受压使血流阻断也可引起梗死。

4. 动脉痉挛

单纯动脉痉挛一般不会引起梗死，但在血管已有病变的基础上（如冠状动脉粥样硬化），在情绪激动、过度劳累、寒冷等诱因的影响下，可引起病变血管持续性痉挛，导致血流中断而发生相应组织的梗死（如心肌梗死）。

（二）梗死形成的影响因素

血流阻断是否引起梗死，还取决于以下因素：

1. 供血血管类型

有的器官有双重血液供应，如肺和肝，在一般情况下某一支动脉阻塞不易引起梗死。肠、前臂和手的动脉有着丰富的吻合支，当某一支血管阻塞后，可以尽快建立有效的侧支循环，一般也不至于引起梗死。有些器官动脉吻合支较少，如脾、肾及脑等，一旦这些器官的动脉阻塞，不易建立有效的侧支循环，容易发生梗死。

2. 组织器官对缺血缺氧的耐受性

机体不同部位的组织细胞对缺氧的耐受性不同，大脑神经细胞的耐受性最低，一般为 3~4 分钟，其次是心肌细胞，为 20~30 分钟，一旦血流阻断就容易发生梗死。纤维结缔组织和骨骼肌的耐受性较强，一般不易发生梗死。

二、梗死的病变及类型

（一）梗死的形态特征

1. 梗死灶形状

取决于该器官的血管分布。多数器官的血管呈锥形分支，如脾、肾、肺等，故其梗死也呈锥形，切面呈扇面形，其尖端位于血管阻塞处，底部则为该器官的表面。心冠状动脉分支不规则，故心肌梗死形状亦不规则或呈地图状。

2. 梗死灶质地

取决于其坏死的类型。梗死灶为凝固性坏死者（肾、脾、心肌），新鲜时由于组织崩解，局部胶体渗透压升高而吸收水分，使局部肿胀，略向表面隆起，切面可略凸出。陈旧性梗死则较干燥，质硬，表面下陷。脑梗死为液化性坏死，新鲜时质地软、疏松，日久液化成囊。

3. 梗死灶颜色

取决于病灶内的含血量。含血量少者，颜色灰白；含血量多者，颜色暗红。

(二) 梗死类型

根据梗死灶内含血量的多少，可将梗死分为贫血性梗死和出血性梗死两类。

1. 贫血性梗死

发生于组织结构比较致密、侧支循环不充分的器官，如肾、脾、心肌。当其动脉分支阻塞时，局部组织立即陷于缺氧而使其所属微血管通透性增高，病灶边缘侧支血管内的血液可通过该通透性增高的微血管壁逸出于血管外，即出血。在肾、脾、心肌等器官，由于组织致密，故出血量不多，出血的红细胞崩解后，血红蛋白溶于组织液被吸收，故梗死灶呈灰白色。在梗死的早期，梗死的周围有明显的充血和出血，形成暗红色出血带，数日后该出血带内的红细胞已被巨噬细胞吞噬后转变为含铁血黄素，出血带遂变为褐黄色。镜下早期的梗死灶内尚见核固缩、核碎裂和核溶解等变化，细胞质则均匀一致，组织结构仅见其粗略轮廓，病灶内可见橙色血晶。晚期的病灶表面下陷，质地坚实，原已呈褐黄色的出血带亦消失。镜下的晚期病灶呈均质性结构，边缘有肉芽组织和瘢痕形成。梗死灶小者，可完全被肉芽组织和瘢痕组织所取代。

2. 出血性梗死

特点是在梗死区内有明显的出血，呈红色。常发生于组织结构比较疏松，侧支循环丰富甚至有双重血供的器官，如肺和肠。出血性梗死发生于下述条件下：

（1）严重瘀血：当器官原有严重瘀血时，血管阻塞引起的梗死为出血性梗死。如卵巢肿瘤在卵巢蒂扭转时，由于静脉回流受阻，动脉供血逐渐停止，卵巢瘤组织随即坏死，同时血液由瘀血的毛细血管内漏出，形成出血性梗死。肺梗死多发生于患者已有左心功能代偿不全的先决条件下，此时的肺瘀血是梗死灶内发生出血的原因。

（2）组织疏松：肠和肺的组织较疏松，梗死初起时在组织间隙内可容多量出血，当组织坏死而膨胀时，也不能把漏出的血液挤出梗死灶外，因而梗死灶为出血性。但如肺先因肺炎而实变，则所发生的肺梗死一般为贫血性而非出血性。

需指出的是，肺梗死发生的先决条件为事先有肺瘀血的存在。这是因为肺有肺动脉和支气管动脉双重血液供应，两者之间有丰富的吻合支，有肺循环正常的条件下，肺动脉分支栓塞不会引起梗死，因为支气管动脉可借助吻合支供血于该区肺组织；但如肺原先已有瘀血，致肺静脉压增高，当肺动脉分支栓塞时，单纯以支气管动脉的压力不足以克服局部范围内的肺静脉阻力，局部肺组织乃发生梗死。这便是肺梗死常见于二尖瓣疾患而且是出血性的原因。

肺的出血性梗死为底靠肺膜、尖指向肺门的锥形病灶，暗红色，出血性梗死组织之镜下结构为组织坏死伴有弥漫性出血。

出血性梗死亦常发生于肠。肠套叠、肠扭转、嵌顿性疝均可引起局部肠段出血性梗死，肉眼观该肠段呈暗红色。

梗死又可按有无细菌感染而分为败血性梗死和单纯性、无感染性梗死。前者的栓子含有细菌，因而梗死灶内有细菌感染，引起急性炎症。急性细菌性心内膜炎时，由心瓣膜脱落的含细菌栓子造成栓塞时可引起栓塞性脓肿。

三、梗死对机体的影响和结局

（一）梗死对机体的影响

梗死对机体的影响决定于发生梗死的器官和梗死灶的大小和部位。肾有较大的代偿功能，肾梗死通常只引起腰痛和血尿，但不影响肾功能。四肢的梗死即坏疽，可引起毒血症，必要时须截肢。肺梗死有胸膜刺激征和咯血。心肌梗死可影响心功能，严重者可致心功能不全。脑梗死视不同定位而有不同症状，梗死灶大者可致死。

（二）梗死的结局

小的梗死灶可被肉芽组织完全机化，最后形成瘢痕；大的梗死灶不能完全机化时，形成纤维包裹，病灶内部发生钙化；较大的脑梗死灶则可液化形成囊腔，周围由增生的胶质纤维包裹。

参考文献

[1] 郭长青. 实用体表解剖学[M]. 北京:中国医药科技出版社, 2020.

[2] 靳安民,汪华桥. 骨科临床解剖学[M]. 济南:山东科学技术出版社, 2020.

[3] 丁娟,刘树伟. 颅脑影像解剖图谱[M]. 济南:山东科学技术出版社, 2020.

[4] 于晶,韩绍磊. 人体断层与影像解剖学[M]. 北京:中国医药科技出版社, 2020.

[5] 杨茂有,朱大诚. 解剖生理学[M]. 3 版. 上海:上海科学技术出版社, 2018.

[6] 韩安家. 病理学[M]. 北京:中国医药科技出版社, 2019.

[7] 刘春英. 病理学[M]. 北京:中国中医药出版社, 2019.

[8] 来茂德,申洪. 病理学[M]. 北京:高等教育出版社, 2019.